DIEGO DI MARCO

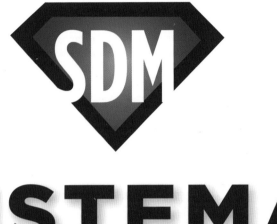

SISTEMA DI MARCO

Supermanual para bajar de peso y ponerte en forma en **9 semanas**

D1571849

URANO

Copyright © 2019 by Diego Di Marco
Copyright © 2019 by Ediciones Urano, S.A.U.
Plaza de los Reyes Magos 8, piso 1.º C y D – 28007 Madrid
www.edicionesurano.com
Copyright © 2019 by Ediciones Urano México, S.A. de C.V.
Ave. Insurgentes Sur 1722-3er piso. Col. Florida
Ciudad de México, 01030. México.
www.edicionesuranomexico.com
All Rights Reserved

ISBN: 978-607-748-186-7

Edición, revisión y fotocomposición: Ordinal, S.A. de C.V.
Armado y diseño de cubierta: Mónica Huitrón.
Fotografías: Pavel Antón. Maquillaje: Octavio Torres
Ilustraciones: Araceli Sánchez, Karla Flores, Vanesa Gómez, Shutterstock.

Código BIC: VFM		Código BISAC: HEA019000		
Nube de tags:				
Bienestar	Cuerpo-mente	Dieta cetogénica	Ejercicios	Salud integral

Impreso por Editorial Impresora Apolo, S.A. de C.V.
Centeno 150-6. Col. Granjas Esmeralda. Ciudad de México.

Impreso en México – Printed in Mexico

*Para todos aquellos que desde la distancia siempre han
aceptado mis locuras y transformaciones.*

*Para mi madre, Isabel Scozziero, quien detonó todo este camino
con su enfermedad y me acompaña desde donde esté.*

*Para mi padre, Ángel Di Marco, y a mi bella familia.
Yo soy una codificación de cada uno de ellos.*

*Para mis hermanas:
Carina, Jaquelina e Ivana.*

*Y para mis sobrinos:
Julián, Ciro, Ornella, Mateo y Joaquín.*

Índice

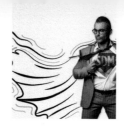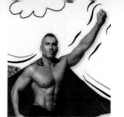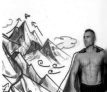

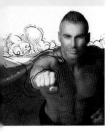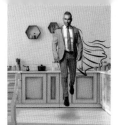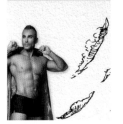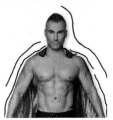

Nota del autor

Antes de comenzar a leer

Hola, quiero que sepas que en este libro te compartiré mis secretos y *superpoderes* para que te mantengas en forma de por vida, sin necesidad de dietas o esfuerzos crueles, para poder ganar la batalla contra tu propio villano, ése que vive en ti y no te permite llegar a tu peso ideal.

{ ERES **85%** lo que comes, digieres y absorbes }

En la primera parte, obtendrás las bases para poder convertirte en un superhéroe; en la segunda, describiremos tu plan transformador para comenzar a cambiar hábitos; en la tercera, encontrarás el plan super-poderoso de 9 semanas: SDM (Sistema Di Marco) adaptado para tu situación actual, genes y preferencias; llegaremos a la cuarta parte, donde pondremos en práctica esas 9 semanas, en tres fases donde in-cluiremos ayunos; de allí pasaremos a los menús donde te ayudaré a elegir los alimentos. En la sexta parte llegaremos a nuestro plan de ejercicios recomendados para activarte y llevar a tu cuerpo hacia tu superhéroe interno.

Y para cerrar el libro te compartiré entrevistas sobre los temas abordados con expertos en la materia para que te sientas seguro y confiado en todo lo que el 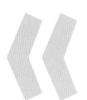 podrá hacer por ti y tu salud.

> Cuando tomes **consciencia** de que tu *cuerpo* es un reflejo de tus *hábitos*, obtendrás el arma de un superhéroe.

Yo he probado, como tú, miles de dietas y sistemas de ejercicios, y por eso, hoy te daré la biblia del superhéroe: las claves de mi éxito para no tener que hacer dieta y no matarse con el ejercicio. Mis objetivos junto a ti son: cambiar hábitos, derribar mitos, ganar salud, perder grasa y obtener el cuerpo, la fortaleza y la inteligencia de ese superhéroe que ya vive dentro de ti.

¿Cómo lo haremos? Buscando en tu vida los malos hábitos que cargas por generaciones y los que has adquirido por falta de tiempo, motivación, dinero y espacio. Te empoderarás, sin darte cuenta, desde el día uno.

Introducción

Superpoderes para siempre

Los superhéroes de las películas comen por una sencilla razón: **su metabolismo necesita energía para su buen funcionamiento**, a su vez, el alimento proporciona materia prima a las **células** para que éstas crezcan y se regeneren.

> Para **vivir**, tú debes, al igual que un superhéroe,
> tener *salud* y lograr que tu cuerpo
> adquiera *equilibrio*,
> como consecuencia estarás **en forma**.

Echemos un vistazo a la forma en que los superhéroes más conocidos se alimentan. Posiblemente, **Supermán**, en el desayuno, come huevos frescos (unos 18), fritos en mantequilla, pan de trigo entero recién horneado, jugo hecho de naranjas y toronjas enteras, con todo y cáscara. Si recordamos que además creció en una granja, con seguridad todos los alimentos que ingiere son de buena calidad. Algunos piensan que no come carne.

Thor, en su natal Asgard, quizá lleva una alimentación no muy diferente a la que tiene aquí en la Tierra: cabrito asado con salsa gravy

DIEGO DI MARCO - SISTEMA DI MARCO

es de sus comidas asgardianas preferidas. En nuestro planeta, su alimentación tal vez se basa en huevos, pollo, res, **pan de centeno** y cerveza. Por ahí se dice que este superhéroe come unas frutas de Asgard llamadas las manzanas doradas de Idunn, que le dan poder y fuerza incalculable.

Las habilidades que tiene **Batman** no provienen de radiaciones ni de causas extraterrestres. Este superhéroe depende de lo que hace y de lo que come. Su dieta debe ser tan estricta como la de un **atleta** o **fisicoculturista**: verduras, **granos**, harina de avena integral, **proteínas** magras, como el pollo y el pescado, y **fruta**. Aunque Alfred debe estar dispuesto a hacerle sus **5** comidas diarias, seguramente por el poco tiempo libre que le queda entre ser un gran empresario y luchar contra el crimen, este paladín consume licuados de proteínas y suplementos alimenticios.

Tony Stark, a pesar de ser multimillonario, al igual que Bruce Wayne, seguramente no lleva una dieta tan estricta y llega a ingerir bastantes carbohidratos.

Según el doctor Weiss, médico del deporte, para que **Flash** pueda correr a la velocidad del sonido (1,234.8 km/hr) por sólo 5 minutos, debe tener **10 mil calorías** almacenadas en su organismo, pues a ese ritmo quemaría 8,800 calorías y le quedarían 1,200 para mantener su cuerpo en reposo. Para correr al 1% de la velocidad de la luz, necesita una ingesta de **75 mil millones** de calorías; diciéndolo de otra manera, este superhéroe necesita comer 150 millones de hamburguesas para poder correr de esa manera.

La **Mujer Maravilla** tiene el don de hablar con los animales, por lo cual, quizá ella misma piense que sería difícil comerse uno, así que probablemente es **vegetariana**. Su dieta se basaría en **proteínas vegetales**, **granos** y **frutas**.

Todos ellos, y tú también, pueden perfectamente seguir mi programa, ya que el SDM (Sistema Di Marco) está basado principalmente en alimentos tradicionales, que se encuentran fácilmente. Es volver a lo básico. Olvidaremos los productos procesados para encontrar tus nutrientes en lo fácil y más barato. Esto no implica que debas eliminar completamente ciertos alimentos que te producen placer, pero cambiaremos tu relación con ellos. Pasarás a verlos como una forma de satisfacer el paladar, sin ser su esclavo.

Uno de los motivos por los que muchos fracasan en la búsqueda de su cuerpo ideal es que utilizan el peso como la única métrica y la báscula como único juez. Esto es un error. Muchos programas de pérdida de peso provocan, por ejemplo, gran pérdida muscular e incluso impactan en la densidad ósea.

{ «Con un gran **poder**, llega una gran responsabilidad». **Tomar una decisión** es un gran *superpoder*. }

Mi historia: la llamada de la aventura

—¿Supermán? Nunca serás Supermán porque no tienes idea de lo que significa serlo. No se trata de dónde naciste, o qué poderes tienes, ni del símbolo que llevas en el pecho. Se trata de lo que haces… de la acción.

-SUPERMÁN

Cuando te sientes **superpoderoso** —como yo me siento hoy— descubres que fue tonto pensar que en el pasado estabas bien, lleno de **enfermedades** y **debilidades**.

Este libro no se trata de un salvavidas o de un producto milagroso, sino de un verdadero manual práctico y de bolsillo para llegar a tu objetivo: romper con el patrón de sobrepeso o debilidad y **que tu espejo refleje lo que tanto anhelas**, y por supuesto, sentirte mucho mejor.

Llevo 20 años estudiando, practicando, impartiendo cursos y conferencias, escribiendo libros sobre el tema, y más de 10 años en televisión como conductor y productor de contenidos sobre estilo de vida, salud, nutrición, ejercicio, manejo de estrés, descanso, meditación, manejo de pensamiento y emociones.

Mis libros anteriores son: *Detén el tiempo, El ABC para rejuvenecer, Elige estar bien con mis 1001 tips* y *Natural Kids, fitness para papás y niños.*

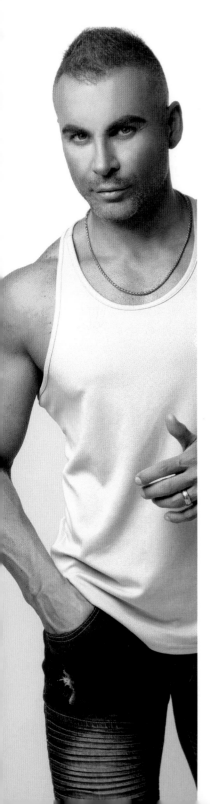

Nací y me crié en un pequeño pueblo cercano a Rosario, Santa Fe, en Argentina.

Mi alimentación fue abundante en verdura, fruta, carne y pescado, pero también con una gran carga de carbohidratos: pastas, pizzas, focaccias, empanadas, polenta... ¡Qué delicia! Todo dentro de una cocina muy artesanal, poco procesada y casera.

Yo puedo comer un pan artesanal elaborado con trigo orgánico, pero si como un pan de caja con el trigo actual obtendré una carta abierta hacia la colitis.

De pequeño padecí asma y en esa época la cortisona fue parte de la solución hasta que por fin desapareció este malestar. Mi adolescencia estuvo cargada de infecciones recurrentes. Ésta es mi kryptonita, mi primer punto débil: mi sistema inmune. He luchado toda la vida por mantener mi microbiota intestinal (antes flora intestinal) funcionando en pro de mi salud.

Después de muchos años descubrí que con algunos cambios en mi vida podría haber controlado esas infecciones y alergias, hoy desterradas por completo de mi existencia. Mi cambio vino al evitar el consumo de gluten, la proteína que contiene el trigo, la cebada y algunos otros cereales. Mis alergias eran una respuesta autoinmune de mi cuerpo y con mi microbiota fuerte, adiós a las enfermedades, adiós a la kryptonita.

El ejercicio y el deporte siempre fueron parte de mi vida. En un país como Argentina, el fútbol casero es pan de cada día en las escuelas, entre amigos y hasta con la familia. Para mí el fútbol luego derivó en actividades extremas, que, junto con el gimnasio, son muy importantes para mí.

> Nunca fui **el mejor** para los **deportes**.
> Aquí está mi segundo **punto débil**: adquirir *amor* y *voluntad* para el **ejercicio**.

Desde muy joven tuve la certeza de que la forma en que comemos, el ejercicio que hacemos y nuestros hábitos pueden influir sobre nuestra salud.

Ya en México, país al que amo —soy mexicano por elección desde hace dos décadas— emprendí mi carrera en el mundo corporativo; llegó mi necesidad por, ante todo, verme mejor. Leí todo lo que podía encontrar para lograrlo. Tomé cursos, diplomados y clases de diferentes entrenamientos físicos, nutrición y herbolaria e investigué todo lo que pude acerca del cuidado de la salud.

Hubo momentos en los que mi pasión por el gimnasio me llevó a querer competir en *fitness*, lo cual tuve que descartar por mi exigencia laboral. Esa etapa de tanta imposición a mi cuerpo y de uso excesivo de ciertos complementos y medicamentos no fue buena.

> ¿Valía la pena exigir tanto al cuerpo y **desequilibrarlo** por querer tenerlo fuerte y lleno de músculos?

Con el tiempo descubrí que esta demanda extrema no es sana y que podía convertirse en envejecimiento prematuro. El ejercicio es para la salud, como la comida para el cuerpo. Debemos ser cuidadosos con ambos.

A modo de experimento, también probé y analicé todo tipo de dietas, regímenes alimenticios, suplementos, vitaminas y técnicas de ejercicio. Fueron muchos años de vivir acelerando mi metabolismo para mantener una grasa corporal baja y mi nivel de músculo alto. Además, le sumé una gran carga de trabajo y estrés diario, en el que la rutina me llevaba a padecer fatiga, insomnio, tendencia a subir y bajar de peso, caída excesiva de cabello, todo, producto de mi estrés en un grado tan alto, que sufría día a día de colitis y problemas digestivos.

¿Y qué hacía para contrarrestar esto? Tomaba pastillas para cubrir el problema de forma temporal. Algo que nos pasa a muchos porque, al final, «hay que seguir, hay que rendir».

Mi estrés, mi colitis, mi madre con cáncer, luego mis hermanas y una investigación sobre diferentes enfermedades, hicieron un clic en mi vida y me llevaron a decir: **¡Stop! ¡Pare aquí, señor!**

Hasta llegar a la Academia Americana de Medicina Antienvejecimiento, y de allí a la medicina funcional, luego a la Academia Europea de Medicina Antienvejecimiento. Viajé por muchas ciudades del planeta participando de innumerables congresos, talleres de trabajo, exposiciones sobre salud, vejez, ansiedad, cáncer, alimentación, suplementación.

Pude entender qué pasaba con el ser humano y que había que verlo de forma funcional. No iba a curar mi colitis con una pastilla, ni el cáncer de mi mamá con soluciones milagrosas. Entonces comprobé en mí, después de muchos análisis médicos, **que mis hormonas estaban relacionadas con lo que comía,** y lo que comía, con mi estrés y mi sueño, y el sueño, con mi regeneración y reparación, y mi reparación con todo lo anterior y con mi desintoxicación y mis buenos hábitos de vida.

Así inicié mi cambio, mi propio plan, mi propio **Sistema Di Marco** **SDM**: incluí suplementos, dejé el gluten y los lácteos y los reemplacé por una dieta paleolítica, luego ayunos, keto, etcétera.

Y mi mundo cambió: mi nivel de energía, mi piel, mi condición muscular. Recuperé mis superpoderes y me convertí en mi propio superhéroe. Hacía menos ejercicio y mi cuerpo respondía más. Dejé de matarme para acelerar el metabolismo, controlé mi azúcar e índice glicémico a través de lo que comía.

Aprendí que debemos comer con equilibrio, dormir ocho horas, y sobre todo, bajar el estrés.

Con todo lo aprendido apoyé a mi madre en su lucha por permanecer viva. Fueron años en los que, junto a su oncóloga y los protocolos de suplementos y alimentación, la enfermedad se apagaba. Siete años en los que mi madre luchó hasta que decidió partir y me dejó todo este conocimiento que hoy les comparto. Pero mis hermanas salieron adelante y hoy siguen mi sistema.

Mi meta siempre fue tener un programa propio, por eso desde hace varios años produzco y conduzco *Ponte Fit*, que se transmite por diferentes cadenas de televisión. Junto a Televisa he trabajado para crear la mayor comunidad *fitness* y *wellness* de la televisión, con más de 80 especialistas en vivo, algunos que se darán cita en este libro.

En todo este camino, además, creé mi propio sistema para bajar de peso: *Reto 21*, un sistema basado en cambio de hábitos, nutrición y ejercicio, el mismo que se convirtió hace unos años, en un *reality show*. Pero ¿por qué hablar de superpoderes y superhéroes? Levantarse cada día y seguir sonriendo, pese a condiciones muy desfavorables; poner en marcha un negocio propio, estar horas en el tráfico, superar una ruptura sentimental o el fallecimiento de un ser querido o aguantar a un duro jefe, son algunas de las heroicidades que cada día protagonizan miles de personas anónimas.

Mi héroe siempre ha sido mi padre, con una voluntad de oro. Por placer, cada día después de cenar, hace diez kilómetros en su bicicleta para mantenerse en forma y recrear su mente.

¡*Bienvenido* a mi sistema de superhéroes y superheroínas!

Tú puedes ser tu propio paladín y el primer rasgo que debe distinguirte del resto de la humanidad es que **un superhéroe se salva a sí mismo**, es decir, no espera que sea otro el que vaya a rescatarlo de los problemas. El segundo rasgo es que **un superhéroe es un ejemplo**, aunque no lo pretenda.

> Nuestro *potencial* es estimulado por **las experiencias que vivimos,** las **personas** que nos rodean y aquellas con las que nos relacionamos.

No se trata de cambiar tu vida y vivir a base de sacrificios, se trata de que hagas de tu vida un buen hábito en pro de la salud.

Hoy es buen momento para obtener tus superpoderes, invertir en ti y dejar las enfermedades, ponerte en forma y ser ese gran superhéroe con el que has soñado desde pequeño.

Así que ya conoces mi historia, comencemos con la tuya. ¿Quién quieres ser?

Wolverine, un maestro de la resiliencia con un camino plagado de pequeños **fracasos y dificultades,** pero capaz de recuperarse de las peores heridas y decepciones y poder pelear otro día.

Mr. Fantástico, un virtuoso de la flexibilidad, que con su elasticidad **es capaz de resolver las situaciones más peliagudas.**

Capitán América, un líder para agrupar a todo el mundo alrededor de una visión.

Profesor X, quien conjuga la **flexibilidad y adaptación** con la apuesta por una visión y desde el principio pelea por que mutantes y humanos convivan en paz.

Flash, un velocista que emprende un camino duro y a menudo desconocido en el que **pone a trabajar todas sus capacidades para llegar al objetivo** con la rapidez de un rayo.

Supermán, es uno de los más poderosos, sin embargo, es muy humilde y **jamás deja que su ego dicte su comportamiento.**

Spiderman, que pone alegría y valentía y se juega continuamente la vida en situaciones extremadamente peligrosas mientras pelea con temibles supervillanos, pero lo hace intentando divertirse.

Batman, lo que lo hace extraordinario es que, ha decidido poner toda su pasión en algo y se ha esforzado todos los días por mejorar y luchar por su causa. Es un humano que, en lugar de mirar a un lado, un día decidió que no iba a dejar que los criminales camparan y se entrenó, sufrió y peleó por su sueño.

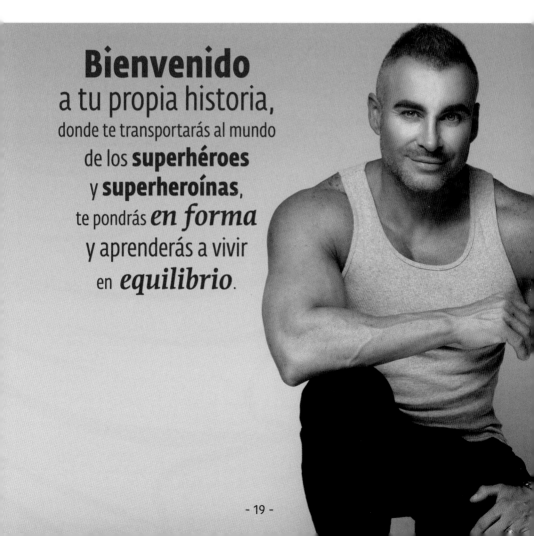

Bienvenido
a tu propia historia,
donde te transportarás al mundo
de los **superhéroes**
y **superheroínas**,
te pondrás *en forma*
y aprenderás a vivir
en *equilibrio*.

PRIMERA PARTE

CONSTRUYENDO AL
SUPERHÉROE

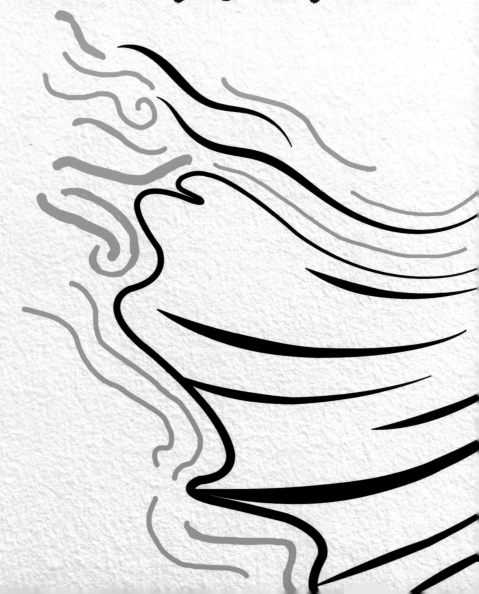

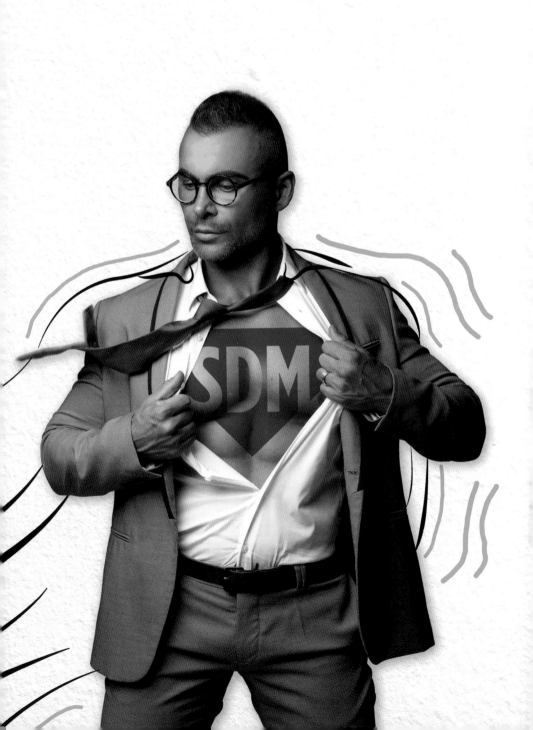

Cómo crear un superhéroe o superheroína

En algún momento de nuestra infancia, todos soñamos con ser superhéroes, con poder volar o levantar un camión con una sola mano. Era divertido fantasear con eso.

¿Cómo podemos obtener esos superpoderes que soñamos de niños y necesitamos tanto ahora? Aquí te propongo diez pasos para conseguirlo.

1 ¿Qué te da el poder?

Debes buscar alimentos lo más **naturales** posible y lo menos procesados.

2 Recuerda tus orígenes e identifica a tus enemigos

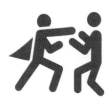

¿Qué comían tus antepasados? Vegetales, carne, pescado, huevo, fruta, poca azúcar refinada y casi nada de carbohidratos procesados (el término adecuado es hidratos de carbono, pero utilizaremos la palabra carbohidratos, o carbos, coloquialmente). Identifica las grasas buenas y las malas. Restringe la ingesta de insumos muy energéticos (dependiendo de tu gasto calórico. Mantén a raya a los lácteos y a los cereales).

Mantén lejos los famosos venenos blancos:
azúcar, leche, harinas blancas y sal.

③ Kryptonita

El azúcar y las harinas refinados o carbohidra-tos vacíos representan un auténtico **peligro** para el metabolismo de tus superpoderes, no sólo en el aumento de peso, también en lo que se refiere a enfermedades como diabetes, hi-pertensión, hormonas, etcétera.

④ Conócete a ti mismo

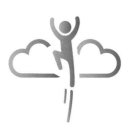

No debes pasar hambre, pero aprende a dife-renciar entre necesidad de alimentos y nutri-mentos o comer por ansiedad o gula. Repito: **no pases hambre**. Tampoco tienes que pasar todo el día comiendo cual rumiante. Conocerse es aprender a identificar el hambre real.

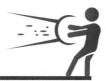

⑤ Rompiendo mitos

Durante décadas se ha extendido la idea de que para perder peso **es necesario comer de seis a ocho veces al día**. Eso es funcional sólo cuando se está en un régimen parecido al de los fisico-culturistas.

6 Tolerar las dulces tentaciones

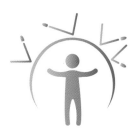

Un superhéroe está a merced de las tentaciones, para nosotros, éstas representan a las calorías, que claro que son importantes para el funcionamiento adecuado del cuerpo, sin embargo, **son las hormonas las encargadas de regular el metabolismo de las grasas.** Es esencial regular la ingesta de alimentos que ayuden a mantener las calorías en niveles adecuados.

7 Aprende siempre

Un superhéroe está en constante aprendizaje sobre el bien y el mal. **Para nosotros saber cocinar representa esa dualidad.** La industria alimenticia nos ofrece formas rápidas para preparar los alimentos, pero éstas adicionan conservadores y otros elementos nada benéficos.

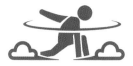

8 Información es poder

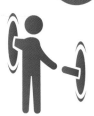

Aprende a seleccionar insumos, a **leer etiquetas**, a medir porciones, a seleccionar el origen de las cosas que compras y a vigilar la calidad de lo que te llevas a la boca.

Identidad secreta

¿Por qué crees que los superhéroes tienen una doble vida? Sí, para protegerse de sus enemigos, pero también para descansar, para estar con sus familias y liberarse del estrés. El descanso es esencial, importantísimo para que el cuerpo recupere fuerza, no se sienta agobiado y salga de la rutina.

 Responsabilidad

 Una de las máximas para un superhéroe nos la dio Spiderman: «Con un gran poder, llega una gran responsabilidad» y ésa es contigo mismo, con tu salud y tu físico. Para ejercerla necesitas **fuerza de voluntad**, **disciplina** y **conciencia**.

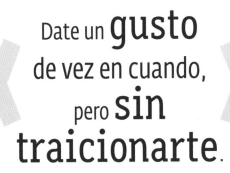

Date un gusto de vez en cuando, pero sin traicionarte.

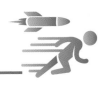

Seguramente en la televisión haz encontrado larguísimos anuncios sobre productos que aseguran conseguir el cambio físico y saludable que has buscado desde hace mucho. Esas imágenes son hipnóticas porque eso que está ahí, esos cuerpos perfectos, esa belleza son lo que siempre, de verdad y con todas tus fuerzas, deseas.

Pero ¿qué estás **haciendo** para conseguir esos *superpoderes* que anhelas?

Sustancias *mágicas*, máquinas *maravillosas*, aparatos *milagrosos*, gente *famosa* diciéndote que vas a ser lo que quieres ser en unos cuantos días, ¿por qué? Porque la industria de la salud, la belleza y la estética corporal es un gran negocio. Y si sumamos lo anterior a un mundo digitalizado y global con las redes sociales, donde absolutamente nadie se parece a su foto de perfil de Instagram y Facebook, cada día se hace más desesperante poder conseguir cuerpos deseados pero imposibles de lograr.

EL PROBLEMA DE SENTIRTE COMO TE VES

Si tus músculos están flácidos, tu grasa corporal gobierna sobre tu reflejo, y en una palabra, no te gusta lo que ves, puedo apostarte que ese desagrado visual está acompañado de una condición física que te traiciona.

Todo esto se traduce en gastritis, problemas cardiacos, diabetes, articulaciones penitentes y un aún más largo y alarmante etcétera que no va ni con tu edad ni con lo que deseas para ti.

¡PELIGRO!

¿Te *sientes* como te *ves*?

>> Si no puedes **volar**, **construye** tus propias alas. <<

Voluntad de hierro contra las tentaciones

Una de las principales virtudes de todos los superhéroes es poseer un espíritu imbatible, a prueba de todo, para así triunfar ante cualquier prueba.

Tus decisiones son el arma principal para conseguir una maravillosa calidad de vida. **las malas decisiones son la primera causa de mortalidad en el mundo.** Hay cosas obvias, como mezclar el alcohol con el volante o atravesar caminando por un campo de tiro, pero las más peligrosas son las que tomamos inconscientemente: las que tienen que ver con nuestra alimentación, movilidad y salud.

Somos la especie dominante en el planeta, hablamos de física cuántica y tenemos acceso al mundo entero con sólo manipular nuestro celular, pero somos esclavos de una golosina, de un cigarro o de unos tacos de carnitas.

{ Lamento decirte que **no existe** una **cirugía mágica** para tener **voluntad**, **la clave** de cualquier superhéroe. }

El pescador y la ballena

Los seres humanos somos una maquinaria perfecta con una mente impresionante, producto de siglos de proceso evolutivo que ha optimizado un cerebro dividido en tres sistemas.

Teoría del cerebro triple

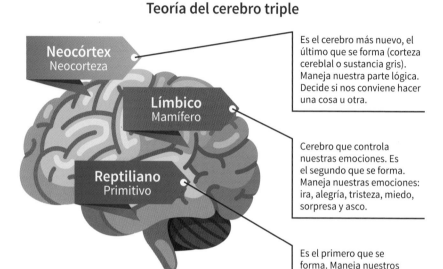

Neocórtex Neocorteza

Es el cerebro más nuevo, el último que se forma (corteza cerebral o sustancia gris). Maneja nuestra parte lógica. Decide si nos conviene hacer una cosa u otra.

Límbico Mamífero

Cerebro que controla nuestras emociones. Es el segundo que se forma. Maneja nuestras emociones: ira, alegría, tristeza, miedo, sorpresa y asco.

Reptiliano Primitivo

Es el primero que se forma. Maneja nuestros comportamientos instintivos o automáticos: hambre, sed, sueño, sexo.

El **cerebro reptiliano**, también llamado Complejo-R, es un cerebro primitivo que controla comportamientos instintivos y se centra en las actividades más básicas de la supervivencia incluidas la agresividad, la dominación, la territorialidad, los rituales y los deseos sexuales. El cerebro reptiliano está lleno de memorias ancestrales y controla las funciones autonómicas (respiración y latido cardíaco), sus respuestas son directas, reflejas e instintivas.

De allí pasamos al **sistema límbico**, donde se originan instintos comunes con otros animales: comer, reproducirse, proteger, etcétera. Éste está relacionado con la memoria, atención, emociones, personalidad y la conducta.

El sistema límbico ha sido denominado cerebro emocional. Puede reaccionar antes de que intervenga el cerebro cognitivo, que gobierna la razón.

Al final, gracias a la evolución, se desarrolló el **cerebro racional**, alojado en la corteza prefrontal y que nos separa del resto del mundo animal permitiéndonos planear a futuro, aprender del pasado y controlar nuestros impulsos en el presente, entre muchas otras maravillas.

Mientras que la amígdala del sistema límbico proporciona los primeros auxilios en situaciones emocionales extremas, el lóbulo prefrontal se ocupa de la delicada coordinación de nuestras emociones

Imagina al pescador montando una poderosa ballena azul, hermosa, pero sin poder para razonar, dominada por su sistema límbico. El enorme mamífero **no tiene un plan a futuro**, está dominado primero por el cerebro reptiliano básico y el sistema límbico de supervivencia, y se deja guiar por el héroe, quien es astuto y amo de su corteza prefrontal.

La ballena quiere alejarse del peligro y el jinete la domina para ir hacia el otro lado. No hay una disputa entre ellos, se equilibran.

En el caso del bienestar físico y las tentaciones, **es necesario fortalecer la voluntad y el autocontrol teniendo claros tus objetivos**, dominando a la ballena para que no se quiera ir detrás de una caja entera de pececillos de chocolate.

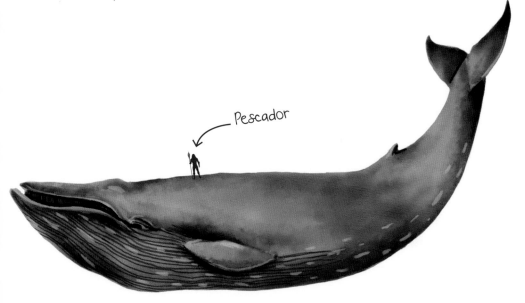

Pescador

Date cuenta de tus necesidades físicas, problemas de salud y malos hábitos. **¡Sé consciente!** Debes estar atento a las trampas que te pone esa ballena en tu cerebro.

Abre un espacio entre la tentación y la voluntad, activa tu corteza y autorregúlate. No dejes que la ballena te diga: «Si vas al gimnasio habrá dolor, tendrás que levantarte temprano, vas a sudar. La cama es muy cómoda».

Mejorar tu físico y tu salud requiere **una inversión de tiempo y voluntad**; haz que tu imagen en el espejo sea la recompensa y la ballena opondrá menos resistencia cuando te digan que te ves bien. **¡Hazlo por tu yo del futuro!**

Pequeñas **acciones** pueden construir grandes *fortalezas*.

ENGAÑOS QUE ENGORDAN

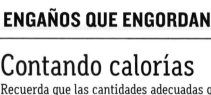

Contando calorías

Recuerda que las cantidades adecuadas que requieres dependen de tu estilo de vida, composición corporal y ejercicio que realizas. No hay un número mágico.

ACIERTOS FIT

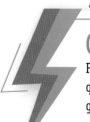

Olvida tu peso

Piensa en tu composición corporal y desempeño. Recuerda que un kilo de músculo ocupa menos volumen que uno de grasa. Checa tu talla y cómo te ves en el espejo.

Eso llamado «evolución»

Los seres humanos somos resultado de un proceso de selección natural. Sin embargo, hoy las cosas han cambiado. Los grandes descu-
brimientos científicos han permitido que todos, aunque no seamos
fuertes, rápidos y astutos vivamos por mucho más tiempo.

¿Qué hacer en contra de eso? La respuesta a esta nueva evolución
es la siguiente:

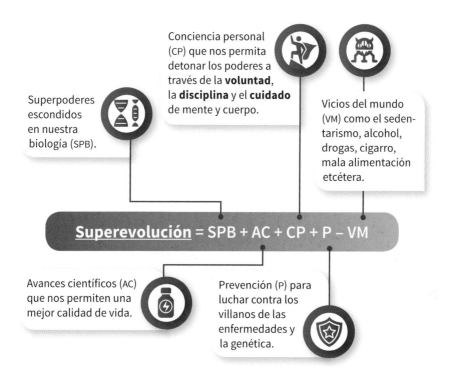

Conciencia personal (CP) que nos permita detonar los poderes a través de la **voluntad**, la **disciplina** y el **cuidado** de mente y cuerpo.

Superpoderes escondidos en nuestra biología (SPB).

Vicios del mundo (VM) como el sedentarismo, alcohol, drogas, cigarro, mala alimentación etcétera.

$$\underline{\text{Superevolución}} = SPB + AC + CP + P - VM$$

Avances científicos (AC) que nos permiten una mejor calidad de vida.

Prevención (P) para luchar contra los villanos de las enfermedades y la genética.

CÓMO ENTRENAR A UN SUPERHÉROE

Una vez que has descubierto tus superpoderes es necesario entrenarte para que el cambio comience a tomar consistencia. El ejercicio es parte integral de tu cambio de vida y éste también está rodeado de mitos que hay que romper.

Hay quien piensa que haciendo muchas abdominales obtendrá un abdomen de *six pack*, eso no es cierto. También se cree que, enfocando el movimiento en una parte del cuerpo, esa zona quemará grasa de forma aislada:

¡MENTIRA!

Cada cuerpo tiende a **acumular** más grasa en **distintas partes**, **dependiendo** mucho de la *genética*.

Si bien el ejercicio cardiovascular te hace sudar más, eso sólo significa que **estás perdiendo agua**, que recuperarás al hidratarte. Es un mito también que como mujer hacer ciertos ejercicios te pondrán demasiado musculosa u hombruna, para eso deben reunirse otros factores e intenciones.

Entrenamiento de superhéroe

Te propongo diez máximas para entrenar debidamente, como un superhéroe.

1

Conoce tus técnicas

Es importante que sepas cómo hacer ejercicio para **no lastimarte** y para no terminar haciendo nada, es decir, que realices mal los movimientos y no funcionen.

2

Entrenamiento integral

Busca ejercitarte de forma global, no sólo en fuerza, también es importante la agilidad, elasticidad, técnica y potencia en **todo** tu cuerpo. ¿Has visto al típico que tiene unos brazotes y piernas de espagueti?

3

Sé fiel a tu naturaleza

Si el don de un héroe es la velocidad, pero él se obstina por volar, la va a regar en cada misión. De igual manera realiza movimientos que te **sean naturales**, que no te lastimen ni te obliguen a estar incómodo.

4

Control

Primero **controla y luego** intenta un poco más, otro peso, otro ejercicio y otro límite. Cuida tu técnica, no seas de ésos que le ponen mucho peso a una barra y no pueden ni lo hacen bien.

5

Músculo

Desarrolla una masa muscular adecuada y llena de fuerza. No sólo mejorarás tu salud, también verás que el espejo te devuelve una mejor imagen. Desafíate con prudencia y los cambios vendrán naturalmente.

6

El engaño de la báscula

¿Cuánto crees que pese Supermán? ¿Unos 110 kilos? Si miras sólo la báscula y no la talla y el desarrollo muscular, podrías concluir que Supermán es un obeso mórbido. Un kilo de músculo pesa lo mismo que un kilo de grasa, pero ocupa mucho menos volumen. Ojo, no te dejes engañar por datos individuales, mejor mira el contexto general.

Sin mitos

7

El cardio es bueno, claro, pero es mejor si lo combinas con ejercicio de fuerza y agilidad. La intensidad es lo que cuenta. No es necesario que corras 15 kilómetros a diario, de hecho, no es recomendable si no eres un especialista de alto rendimiento con una alimentación de alto rendimiento. Entrena global.

8

Los números mienten

No cuentes calorías, pueden ser engañosas si no están equilibradas con tu ingesta. Tu metabolismo se rige por respuestas hormonales, no por las calorías que dice la caminadora que quemaste.

Planea

9

Si vas a una misión sin un plan es probable que fracases. Un entrenamiento no programado es contraproducente, pues si te excedes tus músculos no crecerán, envejecerás más rápido, te lastimarás y abandonarás rápidamente.

Sin pretextos

10

No necesitas un gimnasio caro (ni barato), un equipo especial y mucho menos ropa deportiva de moda. No hay pretextos… no hay pretextos… no hay pretextos.

Salud de superhéroe

Aquí te muestro diez puntos básicos para tener una salud superpoderosa.

 Duda siempre

Si el Pingüino le tiende la mano a Batman, ¿tú crees que sea prudente tomarla sin dudar? No, de la misma manera que no está bien creer a ciegas en cualquier recomendación de dieta, ejercicio o remedio curativo que te recomiende fulano o sutano. Investiga antes las bases científicas y las contraindicaciones, ya que si padeces, por ejemplo, diabetes o hipertensión ciertos regímenes pueden no ser aptos para ti.

No por mucho medicarte amanecerás más sano

La industria farmacéutica ha rebasado muchos límites, no sólo económicos y éticos, también en el afán de curar síntomas. Un ejemplo es el uso excesivo de sustancias que en realidad son pequeños venenos y que deben administrarse con cuidado, pero que muchos toman sin restricciones. Ten cuidado y recuerda el punto anterior: duda e investiga.

 Superoído (interior)

A veces se nos olvida. Nuestro cuerpo habla de muchas maneras: dolor, cansancio, estrés, distracción; pero nosotros procrastinamos diciendo «ya pasará».

Maestra natura

Piensa en las reacciones químicas que se realizan en tu cuerpo en este momento, en las descargas eléctricas tan precisas que se dan en tu cerebro: somos el laboratorio más impresionante del universo.

Todos somos Supermán

El ser humano se ha desarrollado en este mundo por la misma razón, porque nuestra luz solar ayuda a cientos de procesos en nuestro organismo. Toma el sol con moderación. ¡Todos somos Supermán!

La noche y el día

Duerme de noche, actívate en el día. Ésta es la lógica perfecta de la naturaleza. El mundo moderno nos hace perder este ritmo, pero es esencial para la salud respetarlo y dormir bien.

Máquinas oxidadas

Cuando dejas un coche inmóvil por mucho tiempo, se descompone. Lo mismo le sucede a nuestro cuerpo. Estamos hechos para la acción: ¡Actúa, muévete!

Nuestro planeta

Los villanos siempre intentan conquistar nuestro hogar, porque es hermoso. Si estamos aquí es porque la Tierra nos mantiene.

El villano del siglo

El peor enemigo del hombre moderno es el estrés: el trabajo, las deudas, la escuela de los niños, el tráfico, etcétera. Es muy complicado vencer a este enemigo, pero para eso estamos generando superpoderes, combínalos con una buena salud espiritual.

Otra vez tú

Sí, otra vez: la responsabilidad sobre tu salud es sólo tuya. Ni de tu mamá, ni de tu pareja, ni del doctor, ni de la chica que anuncia productos milagro, ni del gobierno. Sólo tuya.

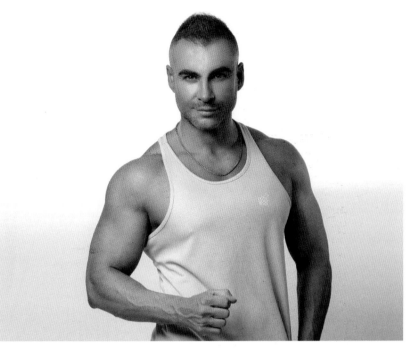

ACIERTOS FIT

Tu nutrición es 85% de tu éxito

Puedes matarte en el gimnasio o hacer muchísimo cardio, pero si no cuidas lo que comes no alcanzarás tus metas. No vale correr un kilómetro más para compensar 10 tacos.

ENGAÑOS QUE ENGORDAN

Las grasas son el diablo

El cuerpo las necesita para funcionar. Por supuesto que hay buenas y malas, pero eliminarlas del todo no está bien. Revisa el SDM y lo comprobarás.

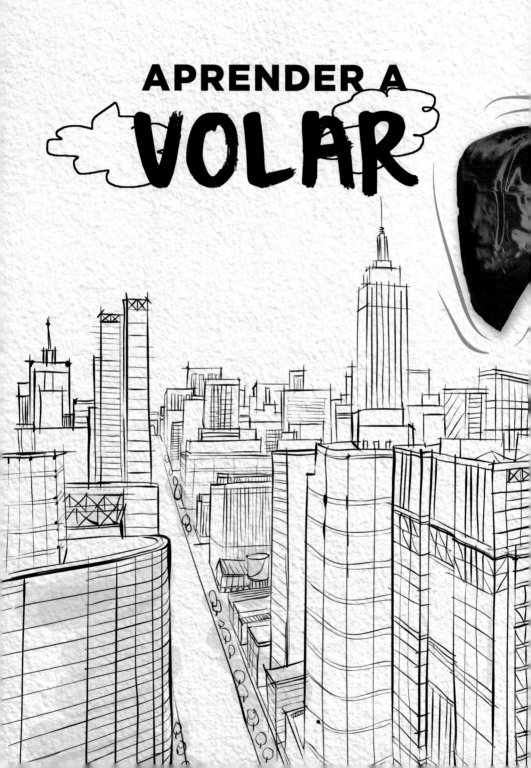

SEGUNDA PARTE

APRENDER A VOLAR

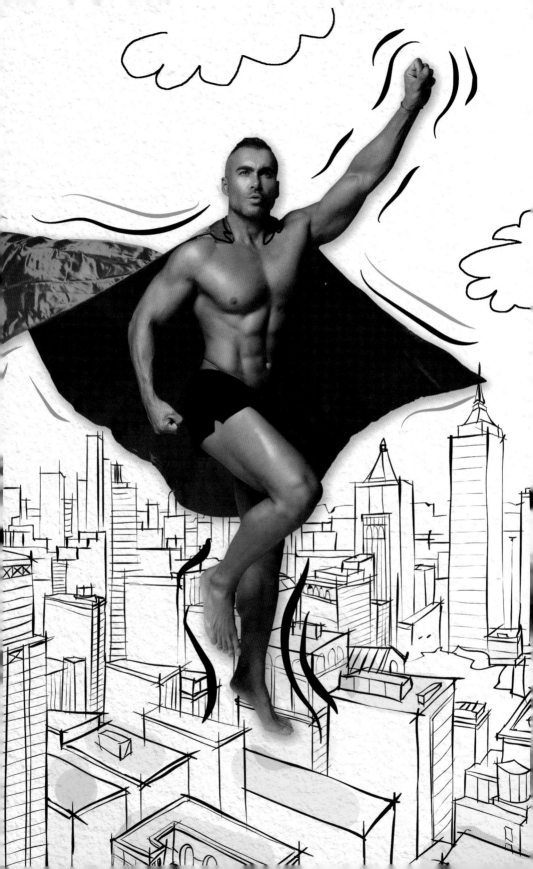

Plan para obtener superpoderes

No te quedes pensando si lo harás o no. Si te es difícil comenzar solo, busca tu Liga de la justicia, tus X-Men; gente que comparta tus metas, que te anime a seguir cuando la tentación aparece y compartan información fiable. Pero recuerda, lo principal está en ti y sólo en ti: *la voluntad.*

Cimientos fuertes

¿Cuál es tu idea de una dieta? ¿Bajarle a la grasa y al colesterol, comprar productos *light*, cambiar el aceite en tu cocina, cambiar a ingredientes integrales, muchos jugos naturales, poca carne, pocos huevos, quitar la sal, olvidarte del pan y los pasteles, renunciar al chocolate? Muchos regímenes no tienen sustento científico ni están personalizados, son como chismes, no funcionan y te llevan al fracaso.

Las bases para alcanzar tus metas están en el conocimiento de lo que haces, de lo que comes y de ti mismo. Para iniciar, es importante hacer consciencia de algunos términos:

- **Poder de tus genes:** hazle caso a tu naturaleza y a lo que la evolución humana nos dice sobre los alimentos que nos han permitido el progreso.

- **Buena ciencia:** asegúrate de que cada paso que des esté sustentado por estudios serios. Ojo, muchas industrias alimentarias aseguran que sus argumentos están avalados por científicos, pero muchos están pagados para decir lo que ellos quieren.

- **Experiencia:** el Sistema Di Marco SDM sienta sus bases en la ciencia, pero también en el éxito práctico.

- **Individualidad:** cada organismo es diferente, así que aprópiate de cada recomendación, siguiendo las bases, pero adaptándolas a tus necesidades, bolsillo, tiempo y metas.

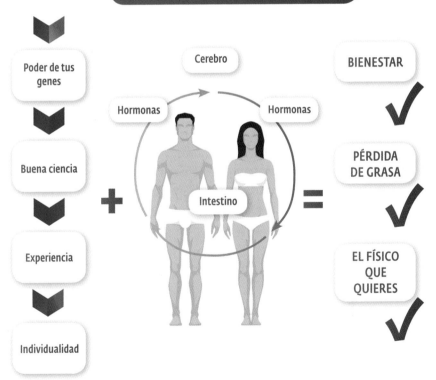

CHI: la energía de tu interior

Nosotros, en el (hablaremos a detalle más adelante), utilizaremos esa metáfora para comparar la energía que surge de nuestro interior, desde el cerebro (C), las hormonas (H) y el intestino (I), es decir, **CHI**, por las siglas de estos órganos.

 El **cerebro** es responsable del carácter, el comportamiento, los pensamientos y la inteligencia, pero también, de forma inconsciente, de orquestar todos los procesos fisiológicos.

 Las **hormonas**, además de otras miles de funciones, controlan el apetito, el metabolismo de la grasa, la respuesta al estrés y prácticamente todas las vías de comunicación entre los órganos del cuerpo. Es necesario mantener un equilibrio entre ellas, de tal manera que no se conviertan en uno de los villanos contra tus metas, pues son un enemigo complicado de vencer.

 El **intestino** es una de las principales armas para fortalecer nuestros superpoderes, pues, además de realizar labores digestivas, es el jefe del metabolismo, de la absorción de nutrientes de manera eficiente y se ha comprobado que es donde se originan varios neurotransmisores esenciales.

Fuera grasa

Un error común cuando comenzamos un régimen para mejor nuestra salud y nuestro físico es pensar que al perder peso estamos progresando. **la báscula no es el enemigo indicado.**

Perder **grasa** y perder **peso** son cosas distintas. Hay que tener cuidado de no sacrificar músculo sólo para que la aguja de la báscula nos dé aliento. El músculo esculpe el cuerpo, ayuda a quemar grasa y es fuente de juventud, salud y vida.

Grasa promedio	Músculo promedio
Densidad: 0.9 g/ml	Densidad: 1.1 g/ml
1 litro de grasa = 0.9 kg	1 litro de músculo = 1.06 kg
1 kg de grasa quema 2.4 calorías/h en reposo	1 kg de músculo quema 11 calorías/h en reposo

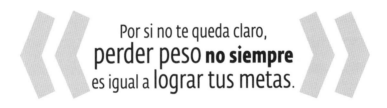

Por si no te queda claro, **perder peso no siempre** es igual a **lograr tus metas.**

El (SDM), basado en la dieta cetogénica, estimula la quema de grasa como fuente principal de energía, en vez de utilizar carbohidratos. Esta grasa debe provenir de nuestras reservas, no de los lípidos ingeridos, en un proceso llamado **autofagia.**

La grasa es energía *limpia* y eficiente, y los beneficios de este proceso son notables, entre otros:

- Más energía, al hacer más eficiente el funcionamiento de tus mitocondrias y regular los niveles de glucosa en sangre.
- Disminución de trastornos gastrointestinales, al adquirir mejor digestión.

- Dolor de cabeza menos frecuente, pues al mejorar la eficiencia del intestino la conexión entre el cerebro y el sistema digestivo mejora.
- Piel más joven gracias a la absorción adecuada de nutrientes y la reducción general de la inflamación.
- Descanso optimizado.
- Reducción de triglicéridos y colesterol en sangre.
- Salud cardiovascular.
- Equilibrio hormonal.

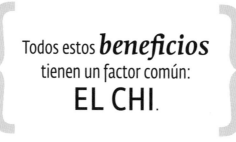

Todos estos *beneficios* tienen un factor común: EL CHI.

Supernutrición

Los alimentos son más que gasolina para nuestro cuerpo son información para nuestro CHI. Quedar satisfechos es muy distinto a nutrirnos bien. Para eliminar esta diferencia entre comer y alimentarnos es necesario tomar en cuenta algunos factores:

- **Armonía con los alimentos:** nuestro cuerpo se adapta a lo que comemos, ya sea para bien o para mal.

- **Optimizar nuestra nutrición:** se trata precisamente de discernir entre simplemente comer o nutrirnos con la eficiencia necesaria para nuestro CHI, alcanzando un equilibrio en la densidad de lo que ingerimos y lo que nos aporta ese alimento, sin sobras ni carencias.

- **Disminución de toxinas:** el término «toxina» es ambiguo, se trata de algo que no nos hace bien, y no sólo por su contenido, también por su cantidad. Por ejemplo, necesitamos hidratarnos bien pero el agua en exceso es tóxica así como lo que contiene o de lo que carece.

El 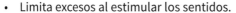 permite lograr estos beneficios gracias a su dieta basada en cetosis (**SuperKeto**, para nosotros).

Equilibrio del CHI con SuperKeto

- Limita excesos al estimular los sentidos.
- Neurotransmisores eficientes.
- Reducción de inflamación en todo el cuerpo.
- Sana sensación de saciedad.
- Mente lúcida.

Cerebro

Hormonas

Intestino

- Reducción de picos de insulina.
- Velocidad metabólica para optimizar hormonas.
- Evita pérdida muscular cuando se reducen carbohidratos.

- Absorción eficiente de nutrientes.
- Flora intestinal sana a través de probióticos.
- Cuidado de la barrera intestinal.
- Baja la inflamación.
- Sistema inmunológico fuerte.
- Cuidado gastrointestinal general.

Tu cuerpo generalmente funciona con los azúcares que se obtienen de los hidratos de carbono. Puedes almacenar alrededor de dos mil calorías de azúcares en el hígado y los músculos. Cuando tu cuerpo vira hacia la grasa almacenada como fuente de energía toma como combustible cetonas. Este estado se denomina cetosis (definido como el registro de 0.5 a 5 milimoles de cetonas por litro de sangre).

Nuestro $\boxed{SDM}$ nos enseñará cómo distribuir los alimentos día por día, con base en:

- **Vegetales:** dependiendo de su densidad nutricional, fibra, componentes y toxinas.

- **Pescados:** dependiendo de su procedencia, omega 3, EPA, DHA, minerales y macronutrientes.

- **Fruta:** dependiendo de su cantidad y tipo de azúcar.

- **Carne:** dependiendo de su procedencia, toxinas y aporte proteico.

- **Vísceras:** dependiendo de su densidad nutricional y toxinas.

- **Aceites:** dependiendo de su origen, aporte calórico, cantidad de lípidos y punto de degradación.

- **Frutos secos:** dependiendo de sus cualidades nutricionales, omegas y cantidad de lípidos.

- **Cereales:** dependiendo de su origen, cantidad de gluten, carbohidratos y fibra.

- **Lácteos:** dependiendo de su potencial de inflamación, aporte de grasas, tipo de procesamiento y cantidad de carbohidratos.

- **Huevo:** dependiendo de su procedencia.

Supernutrientes

Los alimentos antes enumerados **están compuestos por moléculas llamadas macronutrientes que cumplen diversas funciones en el organismo**. Es importante utilizarlas sabiamente para potenciar nuestros superpoderes.

Proteínas

Estos compuestos representan el mayor porcentaje de masa en nuestro cuerpo, después del agua, de ahí su importancia, ya que **componen estructuras como huesos, músculos, glándulas** (responsables de producir hormonas), entre otras; pero también pueden transformarse en energía (glucosa), enzimas (que procesan otras proteínas), hormonas y neurotransmisores.

Estas moléculas están compuestas de aminoácidos, la mayoría de ellos fabricados por nuestro organismo, pero hay otros 9, llamados «esenciales» que necesitamos obtener de la comida. La valina, la isoleucina y la leucina componen un grupo denominado BCAA (Branched-Chain Amino Acids), esenciales para la formación muscular.

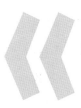

En promedio, la **ingesta diaria** recomendable de *proteína* es de **0.8** gramos a **2** gramos **por kilo de peso corporal.**

Grasas

Los lípidos son compuestos de cadenas largas de carbono e hidrógeno que, dependiendo de su longitud y enlaces iónicos, se dividen en ácidos grasos saturados, insaturados o polisaturados. Son una excelente fuente de energía, y en el ⬧SDM⬧ las utilizaremos en vez de los carbohidratos para generar esa energía, en especial, **la acumulada en el cuerpo**.

{ Aunque **esta** medida **depende de cada individuo**, lo **recomendable** es que las *grasas* representen entre **25** y **45**% de nuestras calorías totales. }

% de grasa corporal promedio	Hombres	Mujeres
Bajo	Menor de 16%	Menor de 25%
Medio	Entre 16 y 25%	Entre 25 y 35%
Alto	Mayor de 25%	Mayor de 35%

Carbohidratos

Como su nombre lo indica están compuestos por carbono e hidrógeno ordenados en diferentes estructuras. Los que nos ocupan en este libro son principalmente los azúcares, en especial la glucosa.

Es esencial para la vida la ingesta de carbohidratos, aunque para una dieta como la nuestra, basada en los cuerpos cetónicos, **los mantendremos a raya**. Si esta glucosa no se obtiene a través de la comida, el organismo la genera mediante la gluconeogénesis, en la cual el hígado fabrica glucosa principalmente a partir proteína. Un factor importante en el metabolismo de la glucosa es la hormona insulina, famosa porque su deficiencia produce diabetes.

Para entrar en
SuperKeto (cetosis),
el SISTEMA DI MARCO **SDM**
restringirá el consumo
de *carbohidratos*,
por lo que su ingesta
será **mínima**.

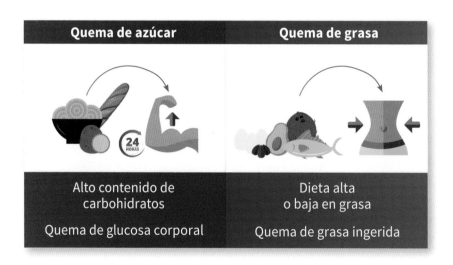

Quema de azúcar	Quema de grasa
Alto contenido de carbohidratos	Dieta alta o baja en grasa
Quema de glucosa corporal	Quema de grasa ingerida

COCINA Y NUTRICIÓN

Ya que sabemos más sobre **los alimentos y sus macro-nutrientes** es importante estar conscientes de que los métodos de elaboración son muy importantes para no perder sus cualidades.

- Es posible encontrar elementos perjudiciales en los alimentos que pueden estar presentes de manera natural, gracias a pesticidas o agua contaminada, o pueden deberse a una **degradación de moléculas** gracias a la forma de prepararlos.

- Algunas formas para **eliminar** los elementos perjudiciales son la higiene, los desinfectantes, la fermentación en los cereales, la cocción adecuada, la refrigeración, etcétera, dependiendo del tipo de alimento.

- Evita las temperaturas extremadamente altas al cocer los alimentos y, sobre todo los aceites que se degradan con rapidez.

- Recuerda que los nutrientes de origen vegetal son más frágiles a la cocción. Cocínalos al vapor y salteados, no hervidos ni fritos.

- Si hierves vegetales, reutiliza el agua para una sopa.

- Para las carnes, intenta no cocerlas demasiado si las preparas a la plancha o asadas.

- Cuida sartenes, cubiertos y utensilios de cocina pues si están en malas condiciones pueden desprender sustancias tóxicas.

Entendiendo tu nueva alimentación

Para comenzar a cambiar tu vida, y antes de entrar de lleno en el Sistema Di Marco ⟨SDM⟩, estas son las bases de alimentos que debemos recordar como tu plan transformador para obtener tus superpoderes. Siempre recuerda, si quieres ser un Superhéroe o Superheroína, mantente en alimentos color verde.

VEGETALES		
Evita	**Controla**	**Consume**
Vegetales enlatados, congelados o empacados con conservadores.	Betabel Calabaza Camote Cebolla Chícharo Papa Pimiento Tomate Zanahoria	Todos los demás

FRUTAS		
Evita	**Controla**	**Consume**
Fruta deshidratada como pasas, ciruela seca, dátiles secos, etc. Jugos y néctares Mermeladas Fruta en almíbar	Cereza Ciruela Durazno Kiwi Manzana Melón Naranja Papaya Pera Piña Uva	Aguacate Arándano Coco Fresa Limón Mandarina Todas las moras Toronja

ALIMENTOS CON ALMIDÓN		
Evita	**Controla**	**Consume ***
Centeno Maíz Todas las pastas, harinas, pan y galletas Trigo	Avena Castañas Lenteja Mijo Quinoa Trigo sarraceno (ruibarbo)	Arroz de grano largo Camote Plátano macho verde Yuca

* Estos alimentos sólo
podrán consumirse en
SDM1 y SDM3, no durante
SuperKeto

PROTEÍNAS		
Evita	**Controla**	**Consume**
Carne procesada Embutidos industriales Gluten Soya no fermentada	Algas Atún Caballa Cerdo Gelatina Lubina Mariscos Mero Pez espada Proteína de suero de leche Soya fermentada Vísceras	Bacalao Carnes de caza Gambas Huevo Merluza Pavo Pollo Res Salmón Sardina Ternera Trucha

GRASAS		
Evita	**Controla**	**Consume**
Aceite vegetal	Almendra	Aceite de coco
Chocolate con bajo	Avellana	Aceite de oliva extra
porcentaje de cacao	Cacahuate	virgen
Grasas trans	Chocolate con alto	Aceituna
Margarina	porcentaje de cacao	Aguacate
	(más de 85%)	
	Nueces	
	Nuez de macadamia	
	Piñón	
	Pistache	
	Ghee	
	Mantequilla	

LÁCTEOS		
Evita	**Controla**	**Consume**
Helado	Leche descremada	Kéfir
Leche condensada	Leche fresca	Requesón
Leche en polvo	Queso azul	Yogurt Natural
Leche	Quesos curados	
ultrapasteurizada	Leche de cabra	
Quesos industriales	Mantequilla	
	Queso de leche	
	cruda	

LÍQUIDOS		
Evita	**Controla**	**Consume**
Alcohol Bebidas deportivas Bebidas energéticas Bebidas *light* Jugos y néctares Refrescos	Agua de coco Lácteos según el cuadro anterior Leche de almendras Leche de coco	Agua Café keto Infusiones Té verde

ENDULZANTES		
Evita	**Controla**	**Consume**
Aspartame Azúcar refinado Extracto de agave Fructosa Jarabe de maíz Sacarosa Sucrol	Miel	Eritritol Stevia Monkfruit

Aunque no hagas mi Sistema Di Marco, siempre debes priorizar los alimentos que tienen como referencia «Consume», usar en menor medida los que se indican «Controla» y alejarte de los alimentos «Evita».

Ya es tiempo de iniciar
el *camino del héroe*
hacia la cetosis o **SuperKeto**,
hacia el **cambio energético** de tu cuerpo,
hacia el aumento de tu **CHI**,
hacia conseguir tus *metas*
y mejorar tu *salud*.

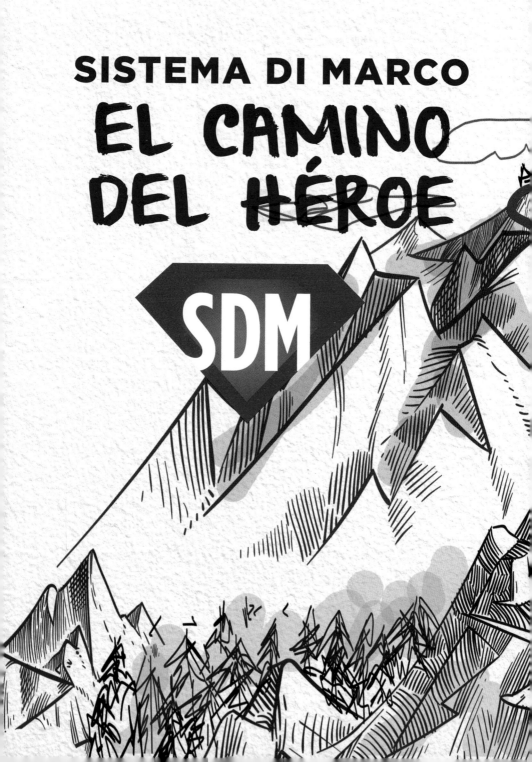

TERCERA PARTE

SISTEMA DI MARCO
EL CAMINO DEL HÉROE

SDM

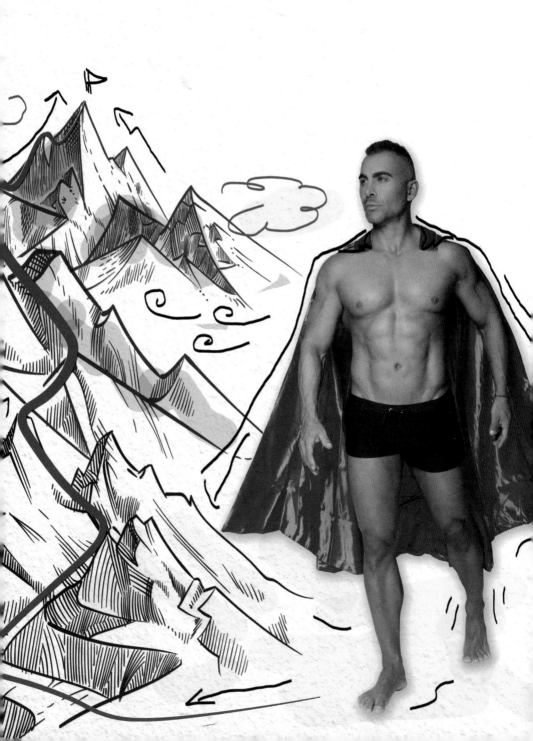

Sistema Di Marco ⟨SDM⟩
Problema Vs. Solución

Re-evolución

Cuando comencé mi camino de aprendizaje en la salud, poco aprendí sobre la raíz de la enfermedad crónica. Sorprendentemente, muy pocos de los médicos que me dieron clases en la escuela de nutrición abordaron la causa fundamental de este problema tan común. Aún existen especialistas que sólo enseñan a manejar los síntomas mediante el uso de productos farmacéuticos y procedimientos médicos.

¿Y qué causa estos procesos defectuosos? La resistencia a los receptores de insulina y leptina de demasiados carbohidratos netos y la activación de la vía de señalización metabólica TOR por demasiada proteína.

Cuando comes demasiados azúcares y carbohidratos sin fibra, aunados a demasiada proteína, puede iniciarse una cascada de eventos metabólicos que incluyen:

- **Envejecimiento** acelerado y un mayor riesgo de padecer todo tipo de cáncer, debido a la activación de la vía de señalización de tu cuerpo por el consumo excesivo de proteínas.

- **Inflamación generalizada y daño celular**, especialmente en tus mitocondrias, que son la fábrica de energía de las células.

- **Un aumento en la resistencia a la insulina que puede progresar a prediabetes o diabetes tipo 2**, porque tus células pierden la capacidad para responder de manera efectiva a esta hormona.

- Pérdida del sentido de saciedad, es decir, comer en exceso debido a la pérdida de control sobre tu apetito y no saber cuándo estás *lleno*.

- Una incapacidad para perder peso porque tu cuerpo se aferra a la grasa en lugar de quemarla como combustible.

Guardianas del poder

En nuestras células hay pequeños y fantásticos orgánulos que custodian y protegen mucho de nuestros superpoderes y bienestar: las mitocondrias. Yo coincido con muchos de los expertos: muchas personas no se dan cuenta de que sus posibilidades de desarrollar cáncer son escasas si sus mitocondrias son saludables y funcionales.

Las mitocondrias son la línea vital de tu cuerpo. Suministran más de 90% de las necesidades energéticas de tu organismo al convertir los alimentos que consumes y el aire que respiras en energía utilizable.

A medida que envejeces, tu cuerpo produce menos mitocondrias, por lo que el cuidado de las que tienes es esencial. Ahora sabemos que existen estrategias poderosas que pueden reparar y mejorar la salud de estos orgánulos.

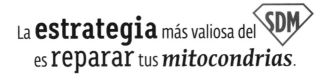

La **estrategia** más valiosa del SDM es reparar tus *mitocondrias*.

Los **daños** de nuestras
mitocondrias
por ***malos hábitos***,
desencadenan **enfermedades**

Formación de radicales libres

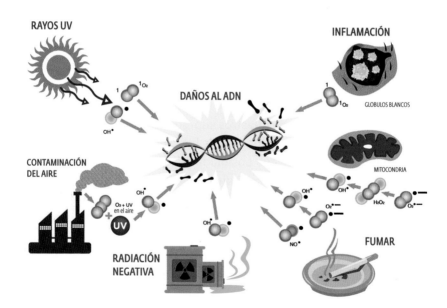

Los secretos revelados: ⬡SDM⬡

¿Sabías que todo lo que comes afecta a tus mitocondrias, positiva o negativamente?

Cuando eliges alimentos que mejoran tu salud mitocondrial reduces el riesgo de daños en el material genético de sus células (ADN) que puede provocar enfermedades o cáncer. Por eso con ⬡SDM⬡ aprenderás:
- Cómo **desencadenar cambios poderosos en tu salud** en tan sólo unos días.
- Cómo reparar tus mitocondrias saludables y **no alimentar a las de las células cancerosas.**
- Cómo **eliminar las células cancerosas** y ¡no dañar las células sanas!
- Cómo **deshacerte de manera permanente de los kilos** y centímetros no deseados más rápido de lo que alguna vez pensaste.
- Cómo sentirte **más ágil mentalmente y mejorar tu memoria** con sólo cambiar cómo y cuándo comes.
- Cómo **eliminar el exceso de hambre y los antojos.**

No necesitas estar enfermo, tener sobrepeso o cáncer, sufrir una malestar cardíaco o Alzheimer para beneficiarte de ⬡SDM⬡, pues está diseñado para cualquier persona que desee mejorar su salud.

Hay un tremendo valor en reparar y nutrir tus mitocondrias dañadas sólo para sentirte con más energía y para ayudarte a tener una larga vida, libre de enfermedades. Sin embargo, cuanto más enfermo estés o más edad tengas, más te beneficiarás de las estrategias que presento.

Cuando reemplazas los carbohidratos con grasa como combustible, potencialmente:
- Optimizas tu función mitocondrial.
- Enciendes la capacidad de tu cuerpo para quemar grasa corporal.
- Tu metabolismo corre más eficientemente.
- Disfrutas de energía y resistencia duraderas.
- Tu cerebro funciona mejor y se incrementa tu agudeza mental.

Mi **SDM** es un proceso de pasos múltiples altamente personalizable que puede demorar desde unos pocos días hasta unos pocos meses en adaptarse completamente a la grasa, dependiendo de cada organismo.

Recibirás mi plan paso a paso para alcanzar la cetosis nutricional, con ayuno. Éstas son algunas de las claves para entender y enamorarte del **SDM**:

- Comprenderás los síntomas más comunes que se esperan al cambiar a la quema de grasa y las formas sencillas de evitarlos.
- Te engancharás con el bono de pérdida de peso desde tus primeros días en el **SDM**.
- Entenderás cómo personalizar el **SDM** y querrás continuar así.
- Sabrás por qué a tu cerebro le encantan las cetonas.
- Te quedará claro por qué es más fácil perder peso con una dieta cetogénica y especialmente con mi **SDM**.
- Estarás seguro de que el **SDM** es la mejor herramienta para ayudarte a mantener el rumbo, identificar deficiencias nutricionales en tu dieta y mantenerte motivado
- Reconocerás el otro lado de la alimentación que la mayoría de las personas ignora, sin embargo, es igual de importante para que tu cuerpo funcione de la mejor manera. ¡Es la intervención dietética más antigua del mundo!
- Sabrás alejarte de los aceites de cocina populares que pueden dañar tus membranas celulares y amenazar tu salud mitocondrial.

La medida de tu cintura es tu mejor indicador de salud

Después de ingerir una dieta alta en carbohidratos netos, tu cuerpo pierde su capacidad de cambiar sin esfuerzo de la quema de glucosa a la quema de grasa.

Un indicador visual de tu salud metabólica
actual es la cantidad de grasa corporal que llevas
especialmente alrededor de tu cintura.
Esto es en gran medida grasa visceral poco saludable.

Al implementar el SDM como parte de tu vida cotidiana puedes recuperar esa ventaja metabólica perdida hace mucho tiempo, **pues es un plan de alimentación alto en grasa, bajo en carbohidratos y moderado en proteína, similar a una dieta cetogénica.** Pero a diferencia de una dieta cetogénica, mi método se enfoca en alimentos integrales sin procesar de alta calidad.

Debido a que tu cuerpo fue diseñado para funcionar de manera más eficiente con las grasas que con los carbohidratos, cuando cambia con éxito a lo que se llama cetosis nutricional, optimizas tu función mitocondrial y la capacidad de tu cuerpo para quemar grasa corporal.

Si bien la adaptación a tus jeans ajustados favoritos es un efecto secundario valioso del SDM, el objetivo principal de mi plan es mucho más profundo: **curar tu metabolismo a nivel celular y evitar el desarrollo de las enfermedades crónicas más comunes y el envejecimiento prematuro,** incluyendo:
- Cáncer.
- Diabetes tipo 2.
- Enfermedad de Alzheimer.
- Enfermedad de Parkinson.
- Aterosclerosis y enfermedades del corazón.
- Cataratas.
- Y, por supuesto, las causas principales de la obesidad.

Las dietas paleo son una de las tendencias de alimentación más calientes en la actualidad. Muchas personas afirman que comer de esa manera les ayuda a sentirse más enérgicos y a adelgazar. Pero el es distinto. Si bien hay muchas ventajas en un régimen de paleo: inicialmente no controla los carbohidratos netos, restringe los granos, productos lácteos, almidones y alimentos procesados, pero permite algunos vegetales con almidón, fruta y azúcares como la miel y el azúcar de coco. Yo, con el **SDM** aliento el consumo de grasas junto a las proteínas de la carne, los mariscos, las nueces y las semillas.

Comer proteína en exceso también puede activar la vía de señalización más importante de tu cuerpo (mTOR, el objetivo de la rapamicina para los mamíferos) y aumentar el riesgo de cáncer. La ruta mTOR organiza todos los sensores de nutrientes en tu cuerpo para regular el metabolismo, el crecimiento, la diferenciación y la supervivencia celular.

El **SDM**, mi versión de la dieta cetogénica, proporciona recomendaciones de proteínas muy precisas para ayudar a evitar la activación de mTOR, y al mismo tiempo, restaurar la salud de tus mitocondrias.

ENGAÑOS QUE ENGORDAN

Movimientos especiales

No existe ningún ejercicio para quemar grasa de una parte localizada del cuerpo. Es decir, hacer abdominales te fortalecerá, pero no te dará un *six pack*. Necesitas un régimen global.

ACIERTOS FIT

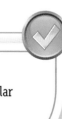

No te compares con nadie

Tú eres una persona única, con un cuerpo particular y una rutina diaria específica. Compararte puede traer frustración. Haz las cosas a tu ritmo, pero sin autoengañarte.

Lo que comes es tan importante como lo que no comes

El 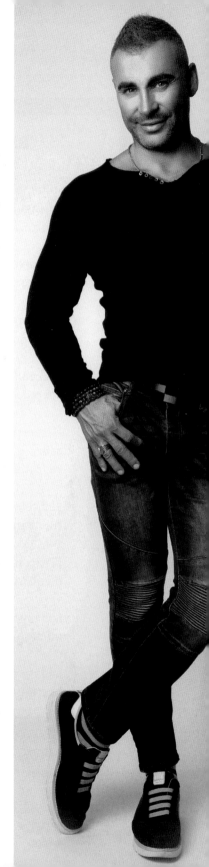 revela verdades que la industria alimentaria no te dirá y te pone en el camino a transformar radicalmente tu salud.

¿Ayunos combinados con dieta cetogénica? A veces nos envolvemos tanto en lo que debemos comer que es fácil olvidar el otro lado, igualmente importante para tu salud mitocondrial.

Considera a nuestros primeros ancestros: no tenían acceso a comida las 24 horas del día, los 7 días de la semana. En su lugar, evolucionaron para soportar largos períodos sin alimento. Tú y yo estamos aquí hoy, así que obviamente prosperaron.

¿Podría tu cuerpo estar equipado para funcionar de manera óptima al no comer?

El ayuno puede acelerar rápidamente tu transición a la quema de grasa e inmediatamente comenzar a mejorar las vías metabólicas involucradas con muchos problemas de salud. Considéralo como un salto hacia el éxito.

Comenzar el 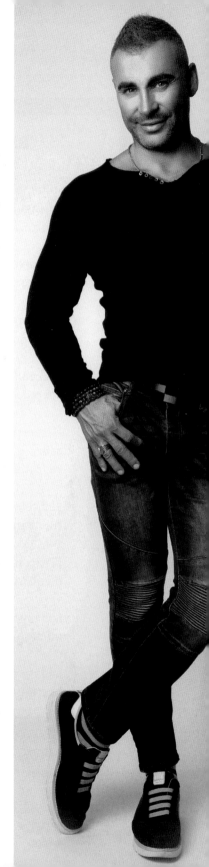 cuando ya estás adaptado para quemar grasa a través del ayuno hace que tu plan de alimentación sea mucho más fácil de implementar y mantener.

BENEFICIOS DEL AYUNO

El ayuno también proporciona numerosos beneficios en sí mismo. Cuando ayunas:

- El **azúcar** en la sangre se estabiliza.

- El **tracto digestivo se detiene** y repara el revestimiento mucoso.

- El sistema inmune participa en **la regeneración de los órganos de su cuerpo.**

- **Las células madre producen nuevos glóbulos blancos** para estimular la inmunidad.

- **El cuerpo produce cetonas para alimentar el cerebro y el sistema nervioso** al tiempo que conserva la masa muscular.

- Las células dañadas **se eliminan** a través de una rutina de limpieza natural.

- El **exceso de grasa** corporal se elimina sin la pérdida de masa magra.

- Los niveles de citoquinas proinflamatorias y hormonas **promotoras del cáncer disminuyen.**

- La tasa de **envejecimiento disminuye,** al igual que la acumulación de radicales libres celulares.

¿Quieres poner en **marcha** tus *resultados?* **Elige** uno de mis *AYUNOS.*

El ayuno quema grasa a través del glucógeno y empuja a tu cuerpo a usar los lípidos para obtener energía. Más adelante encontrarás información detallada sobre cada tipo de ayuno y sus ventajas, por ejemplo:

- Cómo obtener los beneficios del ayuno de agua sin la pérdida típica de energía.
- Cómo eliminar rápidamente antojos de dulces y carbohidratos.
- Cómo optimizar los procesos de reparación y rejuvenecimiento de tu cuerpo.
- Cómo saber si el ayuno es seguro para ti (especialmente si tienes presión arterial baja, enfermedad de la tiroides, diabetes, enfermedad cardiovascular o está tomando diuréticos o medicamentos para la presión).
- Cómo ayunar sin alterar el ritmo circadiano de tu cuerpo.
- Trucos rápidos para prolongar el ayuno mientras evitas el hambre, sin aumentar tu nivel de azúcar en la sangre (¡muchos disfrutarán de este gusto!).
- Utilizar una ventana de tres horas para ayudar a optimizar tu función mitocondrial, evitar daños celulares y un envejecimiento más rápido.

El SDM no pretende ser una dieta de privación a largo plazo. Una vez que recuperes la capacidad de quemar grasa como su combustible principal, estarás listo para escuchar a tu cuerpo y aumentar la flexibilidad en tu dieta.

¡Con una mayor variedad y flexibilidad es mucho más fácil mantener una vida saludable de alimentación! Utilizar la grasa como combustible es exactamente lo que necesitas para lograr avances significativos en tu salud.

¿Es el SDM para ti?

Seré muy directo: el SDM no es para todos.

Para ayudarte a decidir si el Sistema Di Marco es adecuado para ti tómate un momento y piensa si alguna de estas afirmaciones va contigo:

☐ Tienes un problema grave de salud y necesitas ayuda efectiva ahora.

☐ Estás frustrado con tus tratamientos de salud actuales y sientes que falta algo en tu atención.

☐ Te gustaría que una afección crónica se alivie o desaparezca por completo (asegúrate de trabajar con tu proveedor de atención médica, ya que es posible que necesites reducir o eliminar los medicamentos a medida que mejore tu salud).

☐ Deseas perder peso (y no recuperarlo) sin sacrificar la masa muscular magra.

☐ Te gustaría deshacerte de tu «niebla cerebral» y disfrutar de una mayor claridad mental.

☐ Deseas mantenerte saludable y vivir de forma independiente durante el mayor tiempo posible.

☐ Te gustaría más energía sostenida para las tareas diarias y para las cosas que disfrutas.

☐ Necesitas disminuir tus niveles de glucosa en la sangre en ayunas, recuperar la sensibilidad del receptor de insulina y reducir la inflamación en todo el cuerpo.

☐ Has incursionado en una dieta baja en carbohidratos o cetogénica y te gustaría aprender cómo personalizarla para obtener resultados reales.

☐ Estás siguiendo ahora una dieta cetogénica, baja en carbohidratos o alimentos integrales y quieres llevarla al siguiente nivel.

☐ Te gustaría pasar el día sin sentirte excesivamente hambriento, ansiando dulces y carbohidratos.

☐ Deseas experimentar una mejor digestión, menos hinchazón, reflujo y movimientos intestinales más regulares (un estudio de 2016 confirma que se puede observar una mejoría significativa de la salud intestinal y microbioma).

Si estás de acuerdo con al menos una de estas afirmaciones, puedo asegurarte que hay un valor sólido que te espera a continuación.

El escudo de poder: Sistema Di Marco (SDM)

Durante más de 12 años he visto, junto a mi equipo de doctores, a cientos de pacientes comprobando que 21 días es el tiempo necesario para cambiar hábitos y llegar a metas concretas, por eso, mi anterior libro se llamó Reto 21, que fue, además, un programa de televisión (disponible en YouTube).

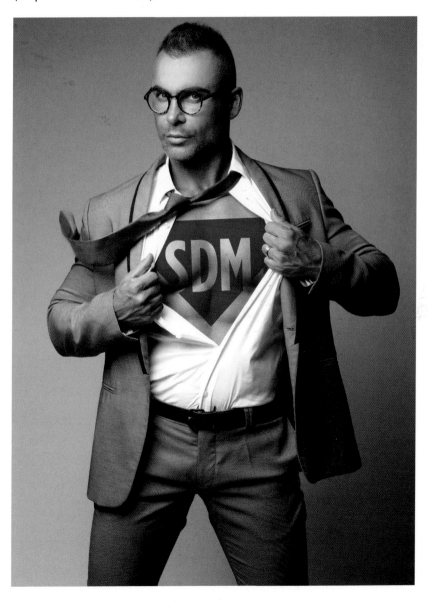

El incluye Reto 21 en tres etapas:

SDM 1
3 semanas

Plan Teletransportador

No podemos volar sin primero aprender las bases y lograr un **cambio de hábitos**. Por eso en esta etapa comenzaremos una adaptación del cuerpo para comenzar con la cetosis.

Cuando inicies el plan teletransportador verás que deberás evitar algunos alimentos para que tu organismo se prepare para una cetosis completa; este plan lo podrás usar 3 semanas, o el tiempo que necesites para bajar de peso.

SDM 2
3 semanas

SuperKeto y vacío

A partir de esta cuarta semana, entraremos a una cetosis que se explicará más adelante, utilizando ayunos intermitentes y dieta cetogénica. Por favor, **no tengas miedo**, esta dieta puede ser para ti la mejor herramienta para obtener salud y bajar de peso.

SDM 3
3 semanas

Reflejo

En tu séptima semana tu cuerpo necesitará regresar a un equilibrio, por eso el **Reflejo** es la parte del sistema con la cual podrás permanecer más tiempo dentro de tu peso ideal.

(Recuerda, en el capítulo 6 de La consagración, tendrás R21, mi plan de ejercicios de 21 días que podrás hacer durante cada una de las 3 semanas e ir incrementando grados de intensidad).

Conociendo la dieta cetogénica - SuperKeto y el ayuno intermitente

¿Moda o evolución? La dieta cetogénica y el ayuno intermitente han sido probados durante muchos años, con altas y bajas.

Para que vayas perdiendo el miedo a estas herramientas hagamos un poco de historia de dos partes del Sistema Di Marco.

Sobre la cetosis

Los humanos tenemos el impulso biológico para sobrevivir, reproducirnos y perpetuar la especie en el curso de nuestra existencia. El cómo y el porqué hemos evolucionado durante millones de años para ser lo que somos hoy está fuertemente relacionado con algunos rasgos de nuestra biología y de nuestros comportamientos alimenticios.

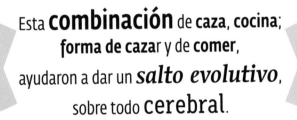

Esta **combinación** de caza, cocina; **forma de cazar** y de **comer**, ayudaron a dar un *salto evolutivo*, sobre todo **cerebral**.

¿De dónde procede la energía? Es suministrada al cuerpo por los alimentos que comemos y se obtiene de la oxidación de hidratos de carbono, grasas y proteínas. Se denomina valor energético o calórico de un alimento a la cantidad de energía que se produce cuando es totalmente oxidado o metabolizado para producir dióxido de carbono y agua (y también, urea en el caso de las proteínas).

En términos de kilocalorías, la oxidación de los alimentos en el organismo tiene como valor medio el siguiente rendimiento:

1 g de grasa = 9 kcal
1 g de proteína = 4 kcal
1 g de hidratos de carbono = 4 kcal
1 g de fibra = 2 kcal

Un recorrido por la dieta cetogénica

El ayuno se ha usado como un tratamiento para la epilepsia desde el año 500 a. C. Tu cuerpo generalmente funciona con los azúcares que se obtienen de los hidratos de carbono. El organismo almacena alrededor de dos mil calorías de azúcares en el hígado y los músculos.

> Tu cuerpo vira hacia la grasa almacenada como fuente de energía, parte de la cual se convierte en un combustible llamado cetonas. Este estado se denomina cetosis (definido como el registro de 0.5 a 5 milimoles de cetonas por litro de sangre).

Para Pennington, director médico de la empresa Dupont, pionero en las investigaciones de pérdida de peso, la clave para el éxito dietético estaba en la producción de cetonas; resultado final de la reducción de carbohidratos en la dieta.

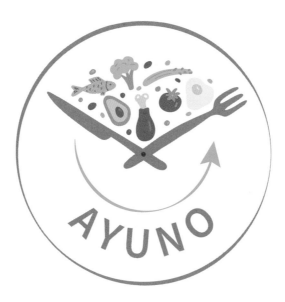

El ayuno

Imagínate a nuestros antepasados prehistóricos tratando de comer varias veces al día. Imposible. Ayunar era parte de su cultura. Pasaban días dependiendo de la recolección, con una ingesta baja en calorías. En invierno la cosa se complicaba más todavía. No había muchas plantas o frutas disponibles y era común pasar varios días sin comer. El hambre era habitual y ayunar no era opcional.

Tipos de ayuno intermitente

¿El ayuno intermitente es inanición?

No, ayunar se diferencia de la inanición en un aspecto crucial: el control. La inanición es la falta involuntaria de alimento, no es intencional ni controlada. Ayunar, en cambio, es aplazar de forma voluntaria la ingesta de comida por motivos religiosos, de salud o de cualquier otro tipo. En personas que no tengan un peso inferior al normal, y por lo tanto tengan la suficiente grasa almacenada para vivir de ella, el ayuno controlado es una herramienta, ya que tienes fácil acceso a alimentos, pero decides no comer. El ayuno puede ser de cualquier duración, desde unas horas a días o —con supervisión médica— incluso semanas. Es posible empezar un ayuno en cualquier momento, y puedes dejarlo también cuando desees.

> ## Se puede empezar o terminar un ayuno por cualquier motivo o sin motivo alguno.

El ayuno controlado no tiene una duración estándar, ya que simplemente es no comer. Cualquier momento en el que no comes es ayuno. Por ejemplo puedes ayunar entre la cena y el desayuno del día siguiente un intervalo de aproximadamente 12 a 14 horas. En este sentido, ayunar puede considerarse parte de la vida cotidiana

El ayuno intermitente no es algo extraño ni peculiar, sino parte de la vida diaria y corriente. Es quizá el tratamiento alimenticio más antiguo y efectivo, pero por algún motivo hemos olvidado su formidable efectividad e ignorado sus posibilidades terapéuticas.

> Aprender a **ayunar** de *forma correcta* nos da la opción de ponerlo en práctica.

¿Cómo funciona el ayuno intermitente?

Básicamente ayunar permite al cuerpo quemar el exceso de grasa corporal. Es importante saber que esto es normal y que las personas hemos evolucionado para poder ayunar sin sufrir efectos nocivos para la salud. **la grasa corporal es sólo energía alimentaria almacenada.** Si no comes, el cuerpo simplemente *comerá* su propia grasa para obtener energía.

Al comer se ingiere más **energía alimentaria** de la que podemos usar de forma inmediata. Parte de esta energía **se almacena** para ser usada más tarde.

Parte de la grasa recién creada se almacena en el hígado, pero la mayoría se traslada a otros depósitos en el cuerpo. Aunque esto es un proceso más complejo, la cantidad de grasa que se puede crear no tiene límite. Existen dos sistemas complementarios de almacenamiento de energía alimentaria en el cuerpo. A uno es muy fácil acceder pero tiene una capacidad limitada de almacenamiento (glucógeno) y al otro es más difícil, pero tiene una capacidad ilimitada de almacenamiento (grasa corporal).

El proceso funciona a la inversa cuando no comemos (ayuno). El nivel de insulina desciende, dando una señal al cuerpo para que empiece a quemar la energía almacenada ya que no recibe más por medio de alimentos. La glucosa sanguínea desciende y el cuerpo tiene que extraer glucosa del depósito para quemarla.

Para restablecer el equilibrio, o adelgazar, sólo necesitamos aumentar el intervalo en el que quemamos energía alimentaria (ayuno).

Si **comes** de forma **constante**,
como a menudo se recomienda,
el cuerpo simplemente **usará la energía**
de la **comida** que entrará y no quemará
la grasa corporal, sólo la almacenará.
Falta equilibrio, falta *ayuno*.

¿Por qué se recomienda el ayuno intermitente y keto?

El ayuno intermitente es una técnica que consiste en restringir la ingesta de alimentos a una determinada ventana de tiempo cada día y luego ayunar durante un período específico.

Si bien no es necesario, el ayuno intermitente con keto puede llevar los beneficios de la dieta al siguiente nivel y ayudar a optimizar la salud. También se piensa que el ayuno acelera la cetosis al auxiliar al cuerpo a quemar las reservas de glucógeno más rápidamente, lo que asiste para evitar los síntomas de la *Gripe-keto* y obtener resultados más rápidos.

El ayuno en keto se ha asociado con varios beneficios, que incluyen:

- **Mejora de la salud cardíaca.** Según un estudio publicado en *Plos One*, el ayuno es eficaz para mejorar los niveles de colesterol, lo que podría ayudar a reducir el riesgo de enfermedades cardíacas.

- **Aumento de la pérdida de peso.** Los estudios demuestran que el ayuno puede reducir el peso y la grasa corporales al mismo tiempo que auxilia para retener la masa muscular para mejorar la composición corporal.

DIEGO DI MARCO - SISTEMA DI MARCO

- **Mejor control del azúcar en la sangre.** El ayuno no sólo puede disminuir los niveles de azúcar en la sangre, sino que también puede aumentar la sensibilidad a la insulina para ayudar al cuerpo a usar la insulina de manera más eficiente.

- **Decremento de inflamación.** Varios estudios han encontrado que el ayuno puede reducir varios marcadores de inflamación y se cree que desempeña un papel central en la salud y la función inmunológica.

- **Reduce el hambre.** El ayuno intermitente en keto podría disminuir los niveles de leptina, la hormona de la saciedad que señala a tu cerebro cuando es hora de dejar de comer. Mantener bajos esos niveles puede ayudar a prevenir la resistencia a la leptina para mantener bajo control el hambre y el apetito.

- **Promueve la función cerebral.** Los estudios en animales muestran que el ayuno puede mejorar la función cognitiva y preservar la salud cerebral al influir en proteínas específicas involucradas en el envejecimiento del cerebro.

> Ayunar con mi dieta SuperKeto puede ser increíblemente beneficioso, especialmente si te estancaste con otras dietas y no estás viendo los resultados esperados.

Otros de los beneficios físicos conocidos del ayuno son:

- Mejora de la lucidez y de la concentración.

- Pérdida de peso y grasa corporal.

- Disminución de los niveles de insulina y azúcar sanguínea.

- Corrección de la diabetes tipo 2.

- Aumento de energía.

- Incremento de la quema de grasa.

- Aumento de la hormona de crecimiento.

- Disminución del colesterol en sangre.

- Posible prevención de enfermedad de Alzheimer.

- Posibilidad de tener una vida más larga.

- Activación de la limpieza celular al estimular la autofagia (un descubrimiento que fue reconocido con el Premio Nobel de Medicina en 2016).

- Reducción de la inflamación.

Cómo ayuda el ayuno intermitente en la cetosis SuperKeto

A estas alturas, quizás te estés preguntando: ¿cómo puedo hacer keto y ayuno intermitente? Siguiendo unos simples pasos, es fácil comenzar y prepararse para el éxito.

Elige tu protocolo

- **Ayuno en días alternos.** Este patrón de alimentación implica el ayuno cada dos días. En las jornadas de ayuno, puedes abstenerte de comer por completo o limitar el consumo a alrededor de 500 calorías por día. En los días sin ayuno, debes seguir una dieta keto saludable, como de costumbre.

- **Ayuno 16/8.** Consiste en abstenerse durante 16 horas al día y limitar la ingesta de alimentos a sólo 8 horas diarias. Esto generalmente implica no comer nada después de la cena y saltarse el desayuno a la mañana siguiente. Éste será el elegido por nuestro plan SDM.

- **Dieta 5:2.** Este plan consiste en realizar una dieta keto estándar durante cinco días y restringe el consumo de calorías los dos días restantes a alrededor de 500 a 600.

- **23/1.** Limita la ingesta de alimentos a sólo una hora por día y permanecer en abstinencia durante las otras 23 horas. Ésta es una segunda opción en nuestro plan SDM.

- **24/0.** Permanecer en abstinencia durante las 24 horas, para poner un ejemplo, cenar 9 p.m. y volver a cenar al otro día 9 p.m. Ésta es otra opción en nuestro plan SDM.

2 Calcula tus macros en keto

Después de elegir tu protocolo de ayuno intermitente, debes planificar tu dieta para los tiempos de comer. En una dieta keto estándar, 75% de las calorías totales deben provenir de las grasas, 20% de las proteínas y 5% de los carbohidratos.

Hay muchas calculadoras en línea que te pueden ayudar a determinar la ingesta diaria de calorías requerida en función de factores como la edad, el sexo y el nivel de actividad. Sin embargo, como regla general, los hombres necesitan aproximadamente 2,500 calorías por día y las mujeres 2,000 calorías, para ayudar a mantener el peso.

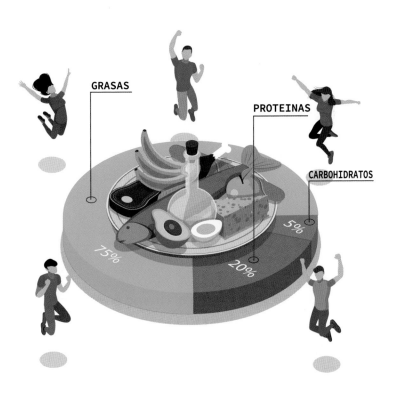

3 Un plan de comidas

Una vez que hayas calculado tus necesidades diarias de nutrientes y hayas decidido qué método de ayuno te funciona, puedes planificar tus comidas para comenzar con el keto y el ayuno intermitente.

Llena tu plato con abundantes grasas saludables, como aceite de coco, aguacates, aceite de oliva, manteca de ghee y vegetales orgánicos, así como cantidades moderadas de alimentos proteínicos, como carne proveniente de animales de libre pastoreo, aves de corral, pescado graso y huevos orgánicos, verduras sin almidón, hierbas frescas, nueces, semillas y bebidas saludables como el agua, el caldo de huesos y té verde.

4 ¡Comienza!

Ahora que estás bien preparado, es hora de comenzar con el keto de ayuno intermitente. Además de reducir los carbohidratos, aumentar la ingesta de grasas y restringir el consumo de alimentos a una ventana específica de tiempo cada día, también debes asegurarte de mantenerte hidratado y planificar una rutina de ejercicios según tu programa de ayuno.

¿Cuánto tiempo tarda el cuerpo en entrar en cetosis con ayuno?

En una dieta **keto estándar**, por lo general toma alrededor de **2 a 3 días para alcanzar la cetosis,** aunque en algunos casos puede demorar hasta siete días. Sin embargo, muchas personas encuentran que la adaptación a keto puede acelerarse con ayuno intermitente y así quemar más rápidamente las reservas de glucógeno para ingresar la cetosis.

PRECAUCIONES DE AYUNO KETO

Para quienes tienen un **bajo nivel de azúcar en la sangre**, pasar mucho tiempo sin comer puede disminuir los niveles de glucosa sanguínea y causar efectos secundarios adversos, como debilidad, temblores y sudoración. Por lo tanto, si tienes diabetes, debes consultar con tu médico para determinar si el keto de ayuno intermitente es adecuado para ti.

Niños, mujeres embarazadas o con antecedentes de trastornos de la alimentación: es mejor concentrarse en una dieta rica en nutrientes que proporcione las vitaminas y minerales importantes que su cuerpo necesita.

Además, aunque muchas personas usan el keto de ayuno intermitente para el culturismo, es mejor escuchar a tu cuerpo cuando se trata de ayuno y actividad física. Si bien el ejercicio ligero generalmente será lo adecuado se recomienda limitarlo cuando se ayuna durante 72 horas o más.

Finalmente, **ten en cuenta que el ayuno para inducir la cetosis también puede desencadenar una serie de síntomas a menudo conocidos como «gripe keto».** Los síntomas de la cetosis en ayunas pueden incluir niveles de energía reducidos, antojos, problemas digestivos, dolores musculares y mareos. Estos síntomas pueden durar entre unos pocos días y unas pocas semanas al comenzar la dieta cetogénica, pero generalmente desaparecen una vez que tu cuerpo ingresa en la cetosis y comienza a adaptarse.

La importancia del glucógeno

El cerebro necesita energía diaria para subsistir, conocida con el nombre de glucógeno, aunque nuestro cuerpo esté lleno de calorías reservadas en todo el organismo, hígado y músculos.

El glucógeno es un polisacárido presente en la gluconeogénesis y liberado cuando el organismo necesita energía. Es almacenado en la fibra muscular en gran cantidad, pero también en el hígado y otras partes del cuerpo humano. Satisface la demanda cuando hay un cambio de actividad brusco y durante el ejercicio prolongado.

La proporción de almacenamiento en los humanos de glucógeno es:

> 10% de la masa hepática.
> 1% del total del tejido muscular.
> Otras áreas, como el cerebro,
> en un pequeño porcentaje.

Por lo general, una persona sana tiene entre el total de sus músculos un 1% de glucógeno y un 10% dentro de la estructura del hígado. Así que, para los deportistas, y para las personas en general interesadas en profundizar en este tema es importante conocer sus diferencias.

Glucógeno muscular

Hay que prestarle especial atención cuando realizas deporte, ya que es muy importante mantener los niveles de glucógeno muscular.

Básicamente, el glucógeno muscular alimenta a los músculos. Cuando tienes mucha capacidad para transformar glucógeno y glucosa, menor probabilidad tienes de convertir los carbohidratos en grasas, así que engordas menos.

Glucógeno hepático

Sufre una serie de transformaciones para convertirse en glucosa en sangre mediante adrenalina y glucagón. Ambas hormonas importantísimas en el organismo y la salud. Ésta es la principal fuente de glucosa sanguínea cuando nos alimentamos, así que es vital para seguir activos.

El glucógeno hepático alimenta al resto del organismo. Es más o menos el mismo para todas las personas sin importar su fisiología y están estimados 50 g. presentes en el hígado. Todo el exceso también es convertido en grasa corporal.

Dada la importancia de la glucosa y la baja capacidad de nuestras reservas, el cuerpo puede producir nueva glucosa a partir de un proceso denominado gluconeogénesis, llevado a cabo en el hígado (y en menor medida en los riñones). La gluconeogénesis utiliza distintos sustratos para producir glucosa, principalmente aminoácidos y glicerol.

Esto significa que incluso cuando estás en **una dieta baja en carbohidratos o carnívoros, tu cuerpo aún puede producir suficiente glucosa para sobrevivir al descomponer otros compuestos llamados sustratos gluconeogénicos**, y éstos son los principales:

- **Lactato o ácido láctico**. Es el principal sustrato gluconeogénico. Se deriva del piruvato, el producto directo de la glucosa o la degradación del glucógeno. Cuando haces un entrenamiento intenso, tus células eventualmente convierten el piruvato en lactato porque puede usarse para obtener energía y el lactato se acumula en tus músculos. Lo que la mayoría de las personas no saben es que el lactato puede convertirse en piruvato una vez más y volver a la glucosa, también conocida como gluconeogénesis.

- **Aminoácidos glucogénicos** (también conocidos como proteínas). Se pueden dividir en cetogénicos (estimulan la producción de cetonas) y glucogénicos (estimulan la producción de glucosa). Cada aminoácido se puede convertir en glucosa, excepto la lisina y la leucina, que son exclusivamente cetogénicos. Los principales aminoácidos utilizados para la gluconeogénesis son alanina y glutamina. En promedio, necesitas 1.6 g de aminoácidos para producir 1 g de glucosa, lo cual es costoso. Ésa es una de las razones por las que tu cuerpo usa cetonas durante una dieta cetogénica en lugar de glucosa derivada de aminoácidos. Encontrarás información sobre eso más adelante.

- **Glicerol**. Después del lactato y la glutamina, el glicerol es el tercer sustrato más utilizado. Viene de la descomposición de la grasa.

- Todos los intermedios del ciclo del **ácido cítrico**. Cualquier molécula que participa en el ciclo de Krebs puede convertirse en glucosa.

Cuando no estás comiendo es recomendable no utilizar aminoácidos, porque podrían tomarse de los músculos. Entonces el cuerpo dependería de sus reservas de grasa cuando no recibe energía. Aquí es donde nuestra estrella, la cetosis, entra en acción. Donde un cerebro evolucionado como el nuestro necesita un combustible diferente.

La cetogénesis es un proceso por el cual el cuerpo comienza a producir cetonas a través del hígado y del metabolismo de la grasa. Al contrario que los ácidos grasos, estos cuerpos cetónicos cruzan con facilidad la barrera hematoencefálica cubriendo gran parte de los requerimientos energéticos del cerebro. Tras varios días sin comida, más del 70% de la energía del cerebro es provista por el beta-hidroxibutirato, uno de los cuerpos cetónicos.

Porciones

¿Cuánto comer? Ése es un dilema. Mucha gente comete el gran error de que, como se alimenta con productos *saludables*, come en exceso, y eso también es fatal, ya que en esos casos aumenta el número de calorías.

Aquí te ofrecemos un **Plato-Keto**, ideal para nuestro SDM.

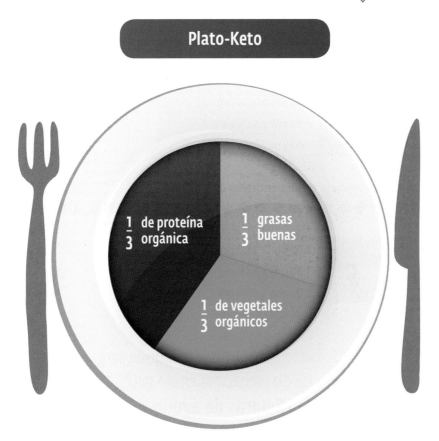

Tiempos de comida

El SDM incluye ayunos intermitentes en distintas modalidades, aquí te presentamos los tiempos adecuados dependiendo de los periodos de ayuno. El color **verde** indica las ventanas de comida, es decir, el horario en el que puedes ingerir alimento; el gris indica los periodos de **ayuno**.

Para una ventana de alimentación de 8 horas

12:00 a.m.   12:00 p.m.   12:00 a.m.

Desayuno	12:00 pm a 1:00 pm
Snak opcional	3:30 pm a 4:00 pm
Comida	7:00 pm a 8:00 pm

Para una ventana de alimentación de 6 horas

12:00 am   12:00 pm   12:00 a.m.

Desayuno	1:00 pm a 2:00 pm
Snak opcional	3:30 pm a 4:00 pm
Comida	6:00 pm a 7:00 pm

Para una ventana de alimentación de 4 horas

12:00 am   12:00 pm   12:00 a.m.

Desayuno	2:00 pm a 3:00 pm
Snak opcional	3:30 pm a 4:00 pm
Comida	5:00 pm a 6:00 pm

Tomaremos como nuestra opción para
los días señalados en el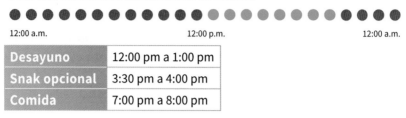
16 horas de ayuno y
8 horas de ventana de alimentos,
pero tú puedes escoger alguna
de las otras opciones.

Consejos para optimizar tu alimentación

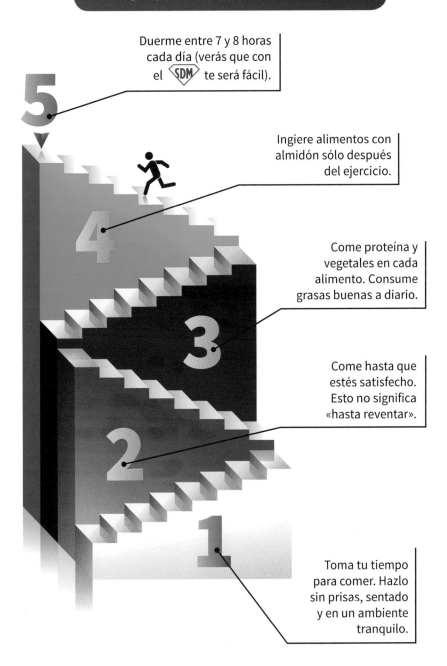

Duerme entre 7 y 8 horas cada día (verás que con el SDM te será fácil).

Ingiere alimentos con almidón sólo después del ejercicio.

Come proteína y vegetales en cada alimento. Consume grasas buenas a diario.

Come hasta que estés satisfecho. Esto no significa «hasta reventar».

Toma tu tiempo para comer. Hazlo sin prisas, sentado y en un ambiente tranquilo.

5 pasos para entrar en cetosis

1 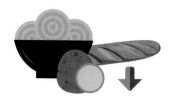 Cortar el consumo de glucosa de los alimentos con carbohidratos

2 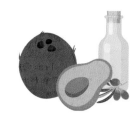 Tu cuerpo encuentra alternativa en una dieta basada en grasas

3 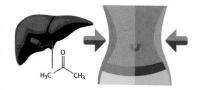 Sin glucosa, el cuerpo comienza a quemar grasa y produce cetonas desde el hígado

4 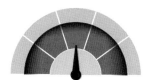 Cuando los niveles de cetonas se elevan en sangre, habrás entrado en cetosis

5 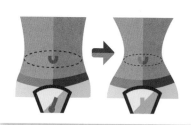 Como resultado comienzas a perder peso de forma rápida y constante, tu salud mejora

Aprendiendo sobre cetosis y cuerpo cetónicos

La bioquímica de la cetosis es compleja pero intentaré derribar mitos y errores de forma simple.

Los seres vivos necesitamos energía y para ello debemos producir ATP (adenosín trifosfato). Hay tres tipos principales de combustible, que corresponden con los tres grandes macronutrientes: proteína, grasa y carbohidratos.

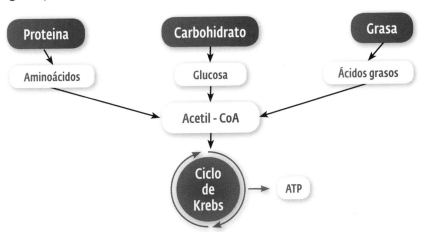

- **Proteína.** Es la formadora de huesos, músculos y otros tejidos. Puede convertirse en glucosa a través de la gluconeogénesis. Los aminoácidos pueden transformarse en acetil-CoA, una molécula que representa la puerta de entrada al ciclo de Krebs: un complejo entramado de reacciones químicas llevado a cabo dentro de las mitocondrias.
- **Carbohidrato-Glucosa.** Proviene de los hidratos de carbono suministrados en la dieta o de nuestras reservas de glucógeno; puede convertirse directamente en ATP por la glucólisis y derivar en acetil-CoA para producir más ATP en el ciclo de Krebs.
- **Grasa-Triglicéridos.** Se descomponen en ácidos grasos a partir de los cuales se obtiene también acetil-CoA: uno de los puntos de la cetosis.

La energía en el organismo es un asunto matemático: si el cuerpo tiene mayor reserva de un componente, eso es lo que más usa.

Cetosis y ayuno

La cetosis es un estado metabólico caracterizado por una elevación de cuerpos cetónicos en sangre, como respuesta a niveles bajos de glucosa. Cuando hacemos ayunos prolongados estamos entrando en cetosis. Por eso es importante entender lo que ocurre al dejar de comer por algunos periodos.

A medida que pasan las horas sin recibir energía, las reservas de glucógeno se vacían. Inicialmente se activa la gluconeogénesis, pero este proceso es incapaz de aportar suficiente glucosa al cerebro y además supondría una merma de la masa muscular. Por tanto, al cabo de 16 a 32 horas se activa la cetogénesis, elevando los cuerpos cetónicos en sangre, reduciendo así los requerimientos de glucosa.

¿Qué pasa cuando ayunamos?	
Horas de ayuno	**Proceso en el organismo**
De 0 a 6	El cuerpo utiliza la energía de los alimentos ingeridos.
De 6 a 12	Suben los niveles de ácidos grasos, glucógeno hepático para cerebro y músculos.
De 12 a 18	El glucógeno hepático se agota y se activa la gluconeogénesis.
De 18 a 48	Se eleva la gluconeogénesis a partir de glicerol, lactato y proteína. Se eleva el consumo de grasa almacenada, se reserva la glucosa para el cerebro. Los cuerpos cetónicos se elevan.
De 2 a 4 días	Aumentan cuerpos cetónicos y el cerebro empieza a utilizarlos en mayor medida, disminuyendo la gluconeogénesis y los niveles de glucosa en sangre.
Más de 4 días	Continúa la adaptación disminuyendo la gluconeogénesis a medida que los cuerpos cetónicos pasan a ser el combustible principal del cerebro. 90% de las necesidades energéticas del cuerpo serán cubiertas con grasa y cuerpos cetónicos.

Insulina y glucagón

La insulina se libera cuando se eleva el nivel de glucosa en sangre para llevar esta glucosa hacia los tejidos que la requieran. La demás se almacena en el hígado y en los músculos, en forma de glucógeno.

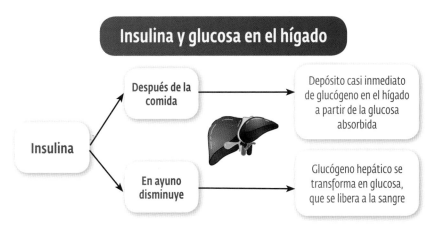

Insulina y glucosa en el hígado

Insulina

Después de la comida → Depósito casi inmediato de glucógeno en el hígado a partir de la glucosa absorbida

En ayuno disminuye → Glucógeno hepático se transforma en glucosa, que se libera a la sangre

El glucagón tiene la función opuesta, evitando que el nivel de glucosa baje demasiado. Ante niveles bajos de glucosa en sangre, el páncreas segrega glucagón para notificar al hígado que libere glucosa al torrente sanguíneo.

Los niveles de estas hormonas son determinantes para los cuerpos cetónicos. **la insulina inhibe la movilización de la grasa**, que es el sustrato básico para la producción de cuerpos cetónicos. El glucagón reduce las reservas de glucógeno del hígado y cuanto menos glucógeno haya en el hígado, más cuerpos cetónicos se producirán. Por tanto, el escenario ideal para activar la cetogénesis es insulina baja y glucagón elevado.

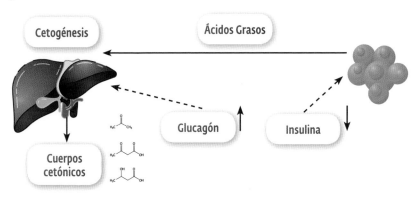

Cetogénesis

Ácidos Grasos

Glucagón

Insulina

Cuerpos cetónicos

Los indicadores de la cetosis

La cetosis nutricional pretende mantener la presencia de cuerpos cetónicos en sangre sin restringir la comida evitando así la pérdida muscular y siendo sostenible de manera indefinida.

Se habla de **cetosis nutricional** cuando el beta-hidroxibutirato se mantiene entre **0.5** y **3.0** mmol/l en sangre.

En ayunos prolongados, sin embargo, los cuerpos cetónicos se estabilizan en niveles superiores (entre 3 y 7 mmol/l), pero siempre lejos de la peligrosa cetoacidosis producida por una acumulación excesiva de cuerpos cetónicos en sangre (>10 mmol/l).

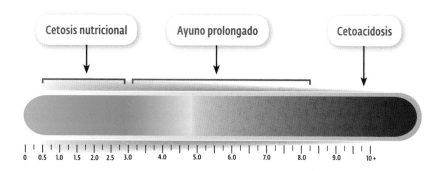

Cuerpos cetónicos (mmol/L)

Algunos profesionales y personas confunden cetosis con cetoacidosis, que podría darse en personas que no producen insulina, como diabéticos tipo 1. Por seguridad es recomendable contar con supervisión profesional.

Mediciones keto

La obsesión con mantener niveles elevados de cuerpos cetónicos lleva a muchos a cometer errores en sus dietas, adoptando medidas que frenan la quema de grasa. Aquí presentamos las tres maneras más eficientes para medir los cuerpos cetónicos en el organismo.

Independientemente del método usado es importante entender que los niveles de cuerpos cetónicos oscilan a lo largo del día, soliendo estar más bajos por la mañana y más elevados al final de la tarde, al verse influenciados por distintos aspectos hormonales.

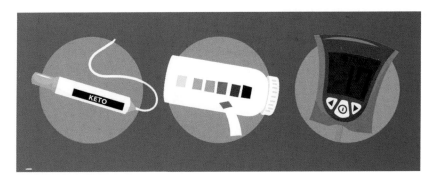

En el aliento

Los analizadores de cetonas en el aliento ofrecen una manera sencilla de medición. Cuestan alrededor de 150 dólares, por lo tanto, son más caros que las tiras para la orina. Pero a largo plazo son más económicos que los medidores de cetonas en la sangre porque se pueden reusar de forma ilimitada.

Estos analizadores no muestran un nivel exacto de cetonas, sino que usan un código de colores.

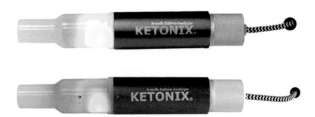

Tiras reactivas de orina

Las tiras para el análisis de la orina son la forma más sencilla y económica para medir la cetosis. Son la primera opción para la mayoría de los principiantes en la dieta cetogénica.

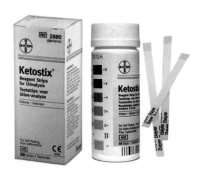

Medidores en sangre

Muestran un nivel exacto y actualizado; sin embargo, la mayor desventaja es que son bastante caros: un medidor con 10 tiras para analizar cetonas y 30 agujas cuesta alrededor de 110 dólares y 2 dólares adicionales por cada prueba después de que se terminan las que vienen en el paquete.

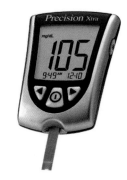

Método	¿Qué mide?	Ventajas	Inconvenientes
Tiras de orina	Acetoacetato	Barato y fácil	Poco fiables
Medidor en sangre	Beta-hidroxibutirato	Preciso	Caro. Necesidad de picarse
Aliento (Ketonix)	Acetona	Fácil	Caro y menos preciso que medir en sangre

¿Medir o no medir?

Entrar en cetosis no es un tema blanco o negro. No es sobre si estás en cetosis o estás fuera de cetosis. Más bien, puedes estar en diferentes grados de cetosis como muestra el siguiente gráfico.

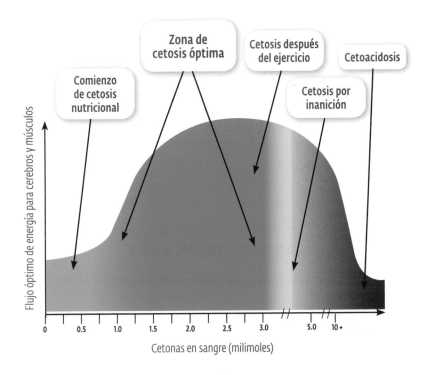

Un **primer error** es asumir que cuantos más cuerpos cetónicos produzcas más grasa estás perdiendo. Un **segundo error** es pensar que existe un nivel óptimo de cuerpos cetónicos y en la práctica tampoco es correcto. En el gráfico anterior existe una «zona óptima» de cetosis, que se situaría entre 1 y 3 mmol/l (beta-hidroxibutirato en sangre).

Podríamos denominar al primer caso «cetosis interna» y al segundo «cetosis externa». El Sistema Di Marco 🛡 está diseñado para maximizar la cetosis interna, promoviendo la quema de tu propia grasa.

{ Es mejor tener un **nivel menor** de **cuerpos cetónicos** producidos a partir de tus *reservas de grasa* que un nivel mayor producido a partir de la **grasa que ingieres**. }

LAS DOS ETAPAS KETO

Debes conocer las etapas que puedes llegar a transitar durante tu cetosis:

- **Etapa 1.** Se origina el día 1 pero no se utiliza de forma eficiente, por eso, tu orina cambiará. Quienes gastan más energía con el cerebro utilizarán 40% del beta-hidroxibutirato. Aquí podemos padecer *Gripe-keto*, pero se irá en unos días.

- **Etapa 2.** Hay mayor eficiencia, pues en las semanas 2 a 3 se crean nuevas mitocondrias. Los músculos comienzan a tomar ácidos grasos y el cerebro a tomar 70% de beta-hidroxibutirato. Baja el apetito, baja la inflamación del cuerpo.

Beneficios del ayuno en dieta cetogénica

Metabólicamente el ayuno y la dieta cetogénica producen en muchos casos efectos similares y por tanto comparten muchos beneficios. Aunque no es del todo posible, intentamos identificar beneficios específicos de cada uno.

Menos estrés por la comida

Uno de los grandes beneficios del ayuno intermitente es que te ayuda a reconectar con el hambre real. Te enseña que tu cuerpo puede tolerar periodos de ayuno con facilidad sin perjudicar el rendimiento físico ni cognitivo. Por otro lado es más fácil tolerar los ayunos intermitentes a medida que tu cuerpo se acostumbra a quemar grasa, de ahí que los introduzcamos gradualmente. Una vez adaptado a los ayunos intermitentes, tu preocupación y ansiedad por la comida se reducen notablemente.

Claridad mental

Múltiples estudios demuestran que el ayuno eleva la claridad mental y la concentración a través de múltiples mecanismos. Por un lado, el beta-hidroxibutirato es un combustible de alto *octanaje* para el cerebro y beneficia su rendimiento al reducir, por ejemplo, la producción de radicales libres.

Reducción del hambre

Los cuerpos cetónicos tienen un efecto supresor del apetito. Estudios indican que la dieta cetogénica produce una mejor respuesta de las hormonas que controlan el ciclo de hambre-saciedad, comparado con las dietas convencionales.

Pérdida de grasa

De todos los macronutrientes, el más relevante es la proteína. Las dietas más altas en proteína muestran una clara ventaja a la hora de perder grasa. **Elevan la saciedad y la termogénesis, además de minimizar la pérdida de masa muscular.** Esto lo lograrás con mi dieta SuperKeto.

Con igualdad de proteína, el reparto exacto entre grasa y carbohidratos es poco relevante para la mayoría.

Energía estable

La resistencia a la insulina **produce vaivenes de energía.** Tras una comida rica en carbohidratos se eleva la glucosa en sangre y el páncreas responde segregando insulina para intentar reducirla. Dado que el glucógeno muscular suele estar lleno en personas con alta ingesta de carbohidratos (especialmente si son sedentarias) y los músculos se resisten a captar más glucosa en estas personas, el páncreas se ve obligado a liberar más insulina, generando posibles episodios de hipoglucemia que eleva el apetito. Tanto en ayuno como en mi dieta SuperKeto, esto no sucederá.

Autofagia

Con el ayuno intermitente se inicia el proceso interno de **reciclaje celular** y la restricción calórica intermitente es una de las formas más eficientes de activarlo. Durante la mayor parte de nuestra larga historia como especie se alternaron periodos de abundancia con momentos de escasez, dejando a la autofagia actuar con frecuencia. En la sociedad moderna, sin embargo, comemos cada pocas horas durante todos los días del año con pocos espacios para la activación de este proceso.

Mejor perfil lipídico

Cuando haces ayuno combinado con SuperKeto generalmente baja el colesterol total, aumenta el HDL y se reducen en gran medida los triglicéridos. La cetosis produce un **cambio relevante en los sustratos** y vías energéticas del cuerpo, pudiendo derivar en alteraciones a corto plazo mientras el cuerpo se adapta a los nuevos requerimientos.

Reducción de inflamación crónica de bajo grado y estrés oxidativo

La inflamación es una respuesta natural de nuestro cuerpo ante cualquier daño y es la primera fase en el proceso de curación. La inflamación aguda aumenta la llegada de nutrientes, enzimas, factores de crecimiento y otros elementos necesarios para iniciar la recuperación, además de movilizar glóbulos blancos para eliminar células dañadas y prevenir una posible infección. Completada su función, la inflamación se reduce y continúan otros procesos de regeneración.

La cetosis reduce esta inflamación por distintas vías. Por un lado, los cuerpos cetónicos reducen el estrés oxidativo, al producir menos radicales libres en las mitocondrias. Un exceso de radicales libres contribuye al daño celular y la inflamación. La cetosis eleva también la producción de enzimas antioxidantes, como glutatión, superóxido dismutasa y catalasa.

Contraindicaciones

Tanto la dieta cetogénica como el ayuno intermitente son seguros y beneficiosos para la inmensa mayoría de la población, pero también hay casos en los que no son la mejor opción.

1. **No son recomendables para niños o adolescentes en periodo de crecimiento.** Aunque ni la dieta cetogénica ni el ayuno intermitente implican restricción calórica necesariamente, y crecer requiere energía y nutrientes, las dietas restrictivas no son apropiadas en esta fase. Sin embargo, en jóvenes con mucho sobrepeso sí se puede experimentar con un ciclo, al estilo de lo que propone el ⟨SDM⟩.

2. **Lo mismo aplica a mujeres embarazadas o durante la lactancia.** No hay evidencia que nos haga pensar que la cetosis sea perjudicial en estos casos, pero no es el momento de restringir en exceso los carbohidratos ni hacer ayunos muy prolongados.

3. **Si estás amamantando, y quieres hacer ⟨SDM⟩ completo con SuperKeto (SDM2) necesitas añadir más carbohidratos para estar segura.** No te preocupes, seguirá siendo lo suficientemente efectiva. Recomiendo comer al menos 30-40 gramos extras de carbohidratos al día si realizas el reto durante la lactancia. Una forma de hacerlo es añadir tres frutas grandes al día al menú normal.

4. **Tampoco es recomendado para quienes padecen diabetes tipo 1.** El páncreas de estas personas no produce insulina (o es insuficiente). Múltiples estudios demuestran que la dieta cetogénica mejora el control de glucosa (y reduce la necesidad de insulina) en diabéticos tipo 1, pero debe realizarse bajo estricta supervisión médica. En ausencia de insulina el riesgo de cetoacidosis es real.

5. **Los problemas hepáticos son otra limitante.** La dieta cetogénica es efectiva para mejorar el llamado hígado graso no alcohólico, pero si tienes algún otro trastorno hepático consulta primero con tu médico.

6. **Historial de gota tampoco es apropiado.** La cetosis puede elevar el ácido úrico en algunas personas y aunque es una respuesta adaptativa normal que se resuelve en pocas semanas, podría representar un problema en personas con predisposición a ataques de gota.

7. **Si tomas fármacos para la glucemia, no es indicada.** La cetosis reduce los niveles de glucosa en sangre por lo que si tomas fármacos que produzcan este mismo efecto hay riesgo de hipoglucemia.

Si tienes dudas sobre si la dieta cetogénica es para ti contesta estas breves preguntas

☐ **¿Uno de mis mayores problemas con las dietas que he probado en el pasado es el hambre?**

R: Gracias a su alto contenido en grasas y su bajo nivel de carbohidratos, con el ⬙SDM⬙ no pasarás hambre y comerás delicioso.

☐ **No importa lo que haga, no puedo bajar las lonjas ni la panza**

R: Al entrar en cetosis, no sólo disminuirás de talla por la pérdida de grasa acumulada, también por el poder desinflamante del ⬙SDM⬙.

☐ **Durante el día mi energía disminuye y presento picos en mis niveles de azúcar.**

R: Con el ⬙SDM⬙ consumirás cuerpos cetónicos como combustible principal y tus niveles de insulina no tendrán picos, por lo que éste ya no será un problema.

☐ **Mi memoria ya no es tan buena...**

R: Los cuerpos cetónicos son un combustible más eficiente y limpio para el cerebro por lo que la claridad volverá.

☐ **Tengo problemas para dormir**

R: Gracias a que tus hormonas entrarán en balance y la glucosa no tendrá altibajos tu descanso será óptimo.

Dieta cetogénica y alcohol

Desde un punto de vista calórico, el alcohol aporta siete calorías por gramo haciéndolo poco recomendable para perder peso. El organismo no tiene forma de almacenar etanol, por lo tanto, nuestro cuerpo lo metaboliza como primera opción deteniendo la quema de grasa. Por otro lado, el etanol es un compuesto tóxico.

No todas las bebidas alcohólicas son igualmente problemáticas para la cetosis. El etanol puro no la inhibe ya que puede convertirse en acetil-CoA sin aportar glucosa ni oxalacetato, facilitando la producción de cuerpos cetónicos. Pero esto no es necesariamente bueno ya que lo que deseamos es producir cuerpos cetónicos a partir de nuestras reservas de grasa, no de la energía de un trago.

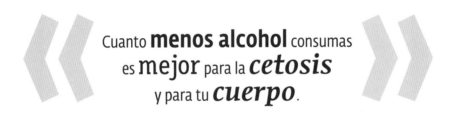

Cuanto **menos alcohol** consumas es *mejor* para la *cetosis* y para tu *cuerpo*.

GRIPE-KETO

El cuerpo requiere cierto tiempo para usar adecuadamente los nuevos combustibles. Tu cerebro tarda varios días en elevar su consumo de cuerpos cetónicos y los músculos requieren también un periodo para quemar eficientemente ácidos grasos. Estos cambios dan lugar a la llamada *Gripe-keto* y aunque sus síntomas varían en cada persona los más frecuentes son:

- Fatiga o letargo general.
- Antojos por cosas dulces.
- Falta de concentración y rendimiento mental.
- Mareos.
- Irritabilidad.
- Palpitaciones.
- Problemas estomacales.
- Dolores musculares.
- Problemas para dormir.

Algunas personas no experimentan ninguno de estos síntomas y otras los experimentan casi todos. **Cuanto más flexible es tu metabolismo, menos severos serán tus síntomas.** En algunos casos se limitan a dos o tres días y en otros se puede extender varias semanas.

Para reducir los síntomas se recomienda una disminución gradual de los carbohidratos. Es por eso que el SDM está dividido en semanas en las que se lleva este proceso de forma escalonada.

Muchos de los síntomas tradicionales de la *Gripe-keto*, están relacionados a la pérdida de electrolitos, y es fundamental aumentarlos para mitigarla (en nuestro recetario encontrarás opciones).

Los problemas estomacales pueden venir de una baja producción de bilis mientras te adaptas al nuevo consumo de grasas.

Suplementos

Al estar en una dieta cetogénica, se recomienda el consumo de algunos suplementos para ayudarte a cumplir tus metas.

Proteína

No se recomienda en una dieta cetogénica la proteína de suero de leche a menos de que te cueste cubrir tu cuota diaria de alimentos proteicos. Al ser una proteína aislada aporta menos beneficios que la comida real y genera un pico de insulina mayor. Mi recomendación es tener a la mano un colágeno de no menos de 8 g por porción incluyéndolo una vez al día en tu café de la mañana, agua o bebida hidratante.

Triglicéridos de cadena media

Son un tipo especial de grasa que se procesa rápidamente favoreciendo la producción de cuerpos cetónicos. Pueden cruzar la membrana mitocondrial sin ayuda. Elevan la termogénesis y suprimen el apetito en mayor grado que el resto de las grasas. Por desgracia, pocos alimentos contienen cantidades relevantes de estos ácidos grasos especiales, por lo que te recomiendo que los busques en el MCTOIL elaborado con aceite de coco.

Creatina y cafeína

Junto con la creatina la cafeína es uno de los suplementos más probados y que mejores resultados ofrece en términos de mejora del rendimiento pues actúa sobre el sistema nervioso central, los músculos y el metabolismo quemando grasa. La dosis recomendada es de 200 a 400 mg de 40 a 60 minutos antes del ejercicio. La creatina puedes probarla con una dosis de 5 g una vez al día.

Suplemento de cuerpos cetónicos

Existe la opción de tomar directamente beta-hidroxibutirato. Es un suplemento prometedor, aunque hay que ser escépticos en la creencia de que perderás grasa con tan sólo tomarlo ya que es energía, por lo tanto, contiene unas 5 calorías por gramo. Yo lo recomiendo para la fase 1 donde necesitas entrar más rápido a SuperKeto.

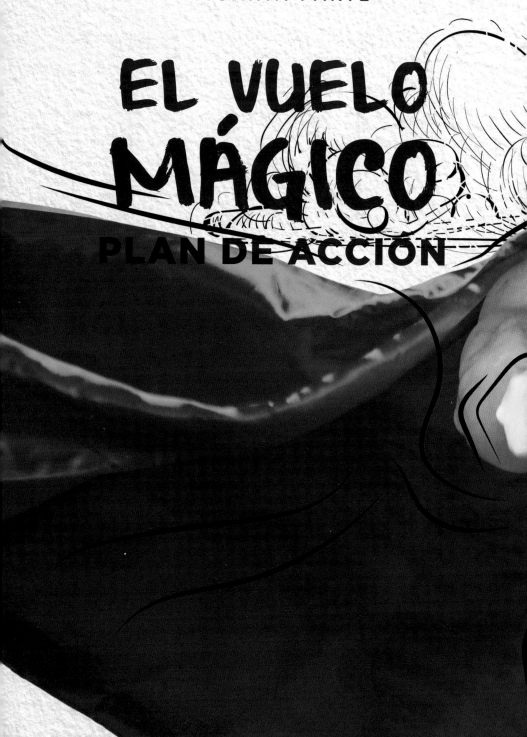

CUARTA PARTE

EL VUELO
MÁGICO
PLAN DE ACCIÓN

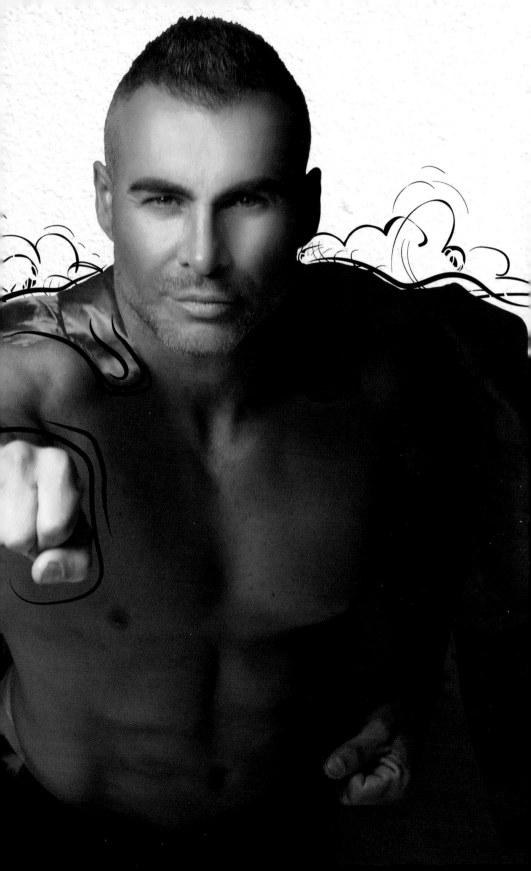

El héroe triunfa

Es momento de volar, de **poner en práctica** tus 9 semanas. No olvides que aquí es donde sale a la luz el superhéroe. Recordemos, tenemos tres ciclos o fases:

- **SDM1. Plan teletransportador (3 semanas):** en este ciclo realizaremos una reducción de hidratos de carbono para luego entrar a cetosis. Recuerda, esta fase puedes hacerla sola si no quieres entrar en SuperKeto.
- **SDM2. SuperKeto y vacío (3 semanas):** entraremos a cetosis sumando ayunos gradualmente.
- **SDM3. Reflejo (3 semanas):** para regresar a nuestra vida tradicional haremos este ciclo, que permite salir de SDM2 sin rebotar y mantener el peso alcanzado, sin recuperar kilos.

Consideraciones antes de comenzar

Mis recetas y combinaciones de alimentos pueden ser adaptadas para el promedio de la población. Recurre a un especialista si tienes requerimientos especiales o padecimientos preexistentes.

Las necesidades de calorías no son las mismas para un hombre de 1.80 metros y 50 años, que para una mujer de 1.60, con la misma edad, sugiero que ingreses a http://www.diegodimarco.com/calculadora-calorias/.

Hidratos de carbono

Restringirlos será el secreto. Es recomendable comenzar con un máximo de carbohidratos netos de 0.3 a 0.6 g por kilogramo de peso corporal. Una mujer de 60 kilos debería consumir entre 18 y 36 gramos de carbohidrato neto al día y un hombre de 90 kilos entre 27 a 54 gramos. Yo aconsejo quedarse en 0.5 g por kilogramo de peso corporal. En mi caso, que peso 100 kilos, consumo un máximo de 50 gramos de carbos totales al día.

Mis menús en SDM2 no excederán los 40 gramos diarios.

Proteínas

En el caso de las proteínas lo aconsejable es entre 1.5-2 g por kilogramo de peso corporal **al día**. Si pesas 80 kilos deberías consumir entre 120 y 160 gramos de proteína diarios.

Recuerda, debemos romper el mito de que la dieta cetogénica es basada en grasas. No debemos sobrepasar la cantidad de grasa que necesitas para saciarte, el punto es bajar carbohidratos e ingerir una menor cantidad de grasa y más cuerpos cetónicos para bajar de peso.

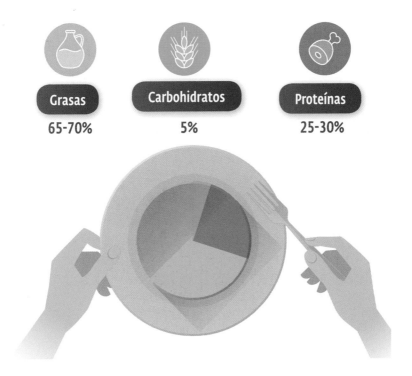

Grasas
65-70%

Carbohidratos
5%

Proteínas
25-30%

Sugiero que siempre tengas impresa la siguiente pirámide y tanto a la hora de ir al súper, como de ir a un restaurante uses estas combinaciones. Siempre mantente en A-B-C-D como base de tu dieta y E-F-G-H como complemento.

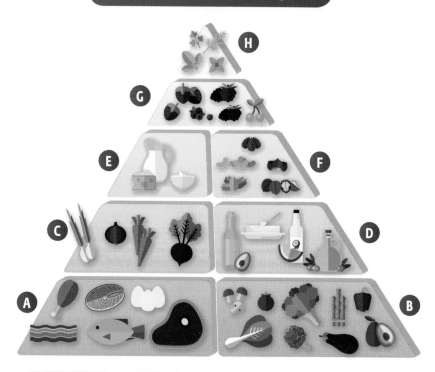

A	B	C	D
Carnes rojas Huevo Vísceras Pescados Pollo	Verduras y frutas muy bajas en azúcar y carbohidratos	Verduras con mediana cantidad de carbohidratos	Aceites y grasas

E	F	G	H
Lácteos enteros	Frutos secos Semillas	Frutas bajas en carbohidratos y azúcar	Condimentos Especias Hierbas

Siempre debes priorizar los alimentos que tienen como referencia **«Consume»**, en menor medida con los que se indican **«Controla»**, y mi consejo es alejarte de alimentos **«Evita»** (son los problemáticos y pueden tirar tu esfuerzo o sacarte de cetosis).

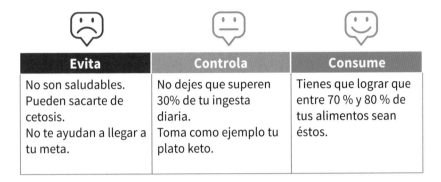

Evita	Controla	Consume
No son saludables. Pueden sacarte de cetosis. No te ayudan a llegar a tu meta.	No dejes que superen 30% de tu ingesta diaria. Toma como ejemplo tu plato keto.	Tienes que lograr que entre 70 % y 80 % de tus alimentos sean éstos.

PROTEÍNAS		
Evita	**Controla**	**Consume**
Cereales	Atún	Almejas
Embutidos	Corvina	Camarones
Fiambres con azúcar, almidón, dextrosa, etcétera (lee las etiquetas)	Embutidos artesanales	Colágeno
	Marlin	Conservas en agua o aceite de oliva
	Mero	Corvina
Otras legumbres	Pargo	Huevos (orgánicos)
Salchichas	Proteína aislada de suero de leche	Mejillones
		Mero
		Vísceras
		Pargo
		Pescado fresco (sardina, merluza, trucha, arenque)
		Carne fresca (pollo, cerdo, res)
		Pulpo
		Salmón
		Tempeh
		Tofu

Son la base, pues los aminoácidos de las proteínas son ladrillos para construir al superhéroe.

VERDURAS		
Evita	**Controla**	**Consume**
Camote	Ajo	Acelga
Cereales	Betabel	Alcachofa
Legumbres (chícharo,	Cebolla	Apio
frijol, habas, garbanzo)	Puerro	Arúgula
Papa	Zanahoria	Berenjena
Yuca		Brócoli
		Calabaza
		Champiñones
		Col
		Ejote
		Endivia
		Espárrago
		Espinaca
		Kale
		Lechuga
		Pimiento
		Setas

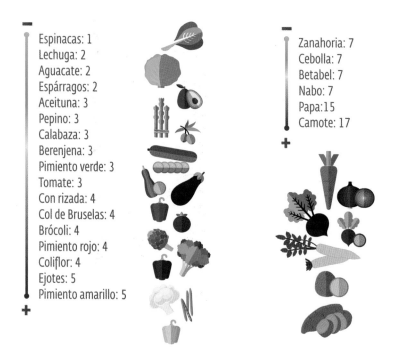

Espinacas: 1
Lechuga: 2
Aguacate: 2
Espárragos: 2
Aceituna: 3
Pepino: 3
Calabaza: 3
Berenjena: 3
Pimiento verde: 3
Tomate: 3
Con rizada: 4
Col de Bruselas: 4
Brócoli: 4
Pimiento rojo: 4
Coliflor: 4
Ejotes: 5
Pimiento amarillo: 5

Zanahoria: 7
Cebolla: 7
Betabel: 7
Nabo: 7
Papa:15
Camote: 17

Todas las cifras representan el porcentaje de carbohidratos netos. Esto significa que cien gramos de cualquier verdura contendrán estos mismos gramos de carbohidratos. Observa la diferencia entre las verduras que crecen encima del suelo y las que crecen por debajo. Las verduras con menos de 5% de carbohidratos se pueden comer con bastante libertad.

Lo que debes **evitar sí o sí** son harinas con azúcar.

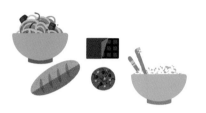

Pasta cocida: 29
Pan: 46
Chocolate: 56
Galletas: 58
Arroz cocido: 69

FRUTA		
Evita	**Controla**	**Consume**
Fruta deshidratada	Arándanos	Aceitunas
Frutas en almíbar	Cerezas	Aguacate
Jugos de fruta	Ciruela	Coco
Kiwi	Durazno	Frambuesas
Mango	Limón	Fresas
Manzana	Naranja	Moras
Pera	Papaya	Tomate
Piña	Pomelo	
Plátano	Sandía	
Uvas	Toronja	

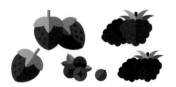

Frambuesas: 5
Moras: 5
Fresas: 6
Arándanos: 12

Las cifras son el porcentaje de carbohidratos digeribles, es decir, carbohidratos netos (no se cuenta la fibra). Esto significa que 100 gramos de bayas contienen esa misma cifra de carbohidratos netos.

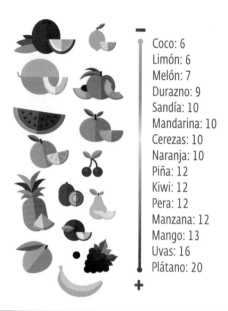

Coco: 6
Limón: 6
Melón: 7
Durazno: 9
Sandía: 10
Mandarina: 10
Cerezas: 10
Naranja: 10
Piña: 12
Kiwi: 12
Pera: 12
Manzana: 12
Mango: 13
Uvas: 16
Plátano: 20

> Una manzana de tamaño mediano (150 gramos) puede contener unos 12 gramos de carbohidratos.

GRASAS Y ACEITES		
Evita	**Controla**	**Consume**
Aceites vegetales poliinsaturados (maíz, soya, canola, girasol, etcétera)	Ghee Manteca Mantequilla Triglicéridos de cadena media	Aceite de aguacate Aceite de coco Aceite de oliva

En SDM1, SDM2 y SDM3, la grasa vendrá de alimentos como frutos secos, huevo, aguacate, pescado, carne y algunos lácteos.

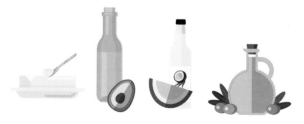

LÁCTEOS		
Evita	**Controla**	**Consume**
Lácteos con azúcar y con sabores Lácteos deslactosados Quesos procesados	Bebidas vegetales de coco, almendras, arroz Crema de leche de vaca Ghee Leche entera Mantequilla Queso mascarpone Quesos frescos Requesón Yogurt natural	Kéfir Quesos: provolone, camembert, parmesano, manchego curado, brie, mozzarella, gouda, cheddar Yogurt griego

FRUTOS SECOS Y SEMILLAS		
Evita	**Controla**	**Consume**
Mantequillas o harinas con azúcar	Cacahuates Harinas y mantequillas Pistachos	Almendras Avellanas Nueces Nueces de Brasil Nueces de macadamia Pecanas Piñones Semillas (chía, calabaza, linaza, sésamo, girasol)

Nueces: 4
Nueces de Brasil: 4
Nueces de macadamia: 5
Avellanas: 7
Cacahuates: 7
Piñones: 9
Almendras: 10
Pistaches: 18
Nueces de la India: 27

Excelente opción para añadir a ensaladas o al yogurt.

Las cifras son el porcentaje de carbohidratos digeribles, es decir, carbohidratos netos. Esto significa que 100 gramos de frutos secos contienen esa cantidad de carbohidratos netos.

ENDULZANTES		
Evita	**Controla**	**Consume**
Azúcar	Aspartame	Eritritol
Azúcar de coco	Maltitol	Monkfruit
Fructosa	Manitol	Stevia
Jarabe de maíz	Sacarina	
Melaza	Sorbitol	
Miel	Sucralosa	
Miel de agave	Xilitol	
Otros azúcares		

Trata de evitar y recuperar los sabores naturales. La stevia en moderación es un endulzante bueno, asegúrate de que sólo sea stevia y lo mismo que los polialcoholes. Me gusta mucho el eritritol.

BEBIDAS		
Evita	**Controla**	**Consume**
Bebidas alcohólicas	Agua de coco	Agua
Bebidas azucaradas	Bebidas *light*	Agua con gas
Jugos de fruta	Leche	Café
Refrescos con azúcar	Leches vegetales	Caldo de huesos
Refrescos sin azúcar		Infusiones
		Té

Las cifras representan los gramos de carbohidratos por porción, es decir, lo que te darían si lo pidieras en un restaurante. Añadir un terrón de azúcar al café o al té son 4 gramos extras de carbohidratos (no es bueno).

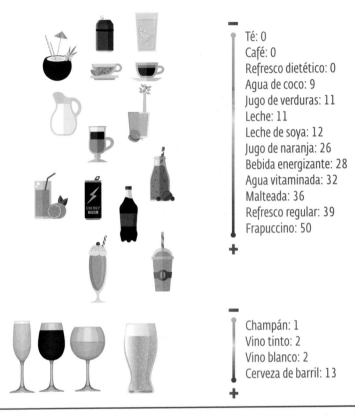

Té: 0
Café: 0
Refresco dietético: 0
Agua de coco: 9
Jugo de verduras: 11
Leche: 11
Leche de soya: 12
Jugo de naranja: 26
Bebida energizante: 28
Agua vitaminada: 32
Malteada: 36
Refresco regular: 39
Frapuccino: 50

Champán: 1
Vino tinto: 2
Vino blanco: 2
Cerveza de barril: 13

Las cifras representan los gramos de carbohidratos por cada porción normal, por ejemplo, un vaso de vino o una cerveza de barril.

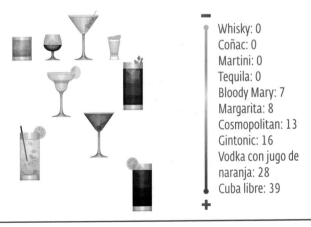

Whisky: 0
Coñac: 0
Martini: 0
Tequila: 0
Bloody Mary: 7
Margarita: 8
Cosmopolitan: 13
Gintonic: 16
Vodka con jugo de naranja: 28
Cuba libre: 39

Las cifras representan los gramos de carbohidratos por cada consumición, es decir, lo que te darían si lo pidieras en un bar.

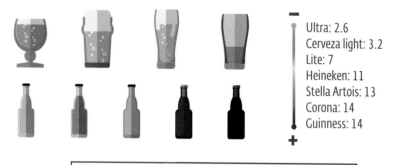

Ultra: 2.6
Cerveza light: 3.2
Lite: 7
Heineken: 11
Stella Artois: 13
Corona: 14
Guinness: 14

> Las cifras de arriba son los gramos de
> carbohidratos en una botella de 355 ml (12 oz.).

Hay enormes diferencias entre distintas marcas, pero la mayoría contienen demasiados carbohidratos para una dieta estricta baja en carbohidratos. Incluso si sigues una dieta más generosa en carbohidratos, es prudente beber cerveza sólo de forma ocasional.

La excepción son las cervezas *light* estadounidenses. Muchas sólo contienen unos pocos carbohidratos, así que, si te gustan, estás de suerte.

LAS 5 MEJORES BEBIDAS BAJAS EN CARBOHIDRATOS

- **Champán o vino espumoso seco:** un vaso contiene alrededor de 1 gramo neto de carbohidratos.
- **Vino seco (tinto o blanco):** contiene unos 2 gramos de carbohidratos netos.
- **Skinny Bitch:** Bebida en vaso alto que contiene 0 gramos de carbohidratos. Es el trago adecuado si quieres evitar el azúcar y los edulcorantes artificiales. Contiene vodka, soda, lima y hielo.
- **Whisky:** una medida contiene 0 gramos de carbohidratos. A pesar de que el whisky se hace a partir de varios tipos de cereales, no tiene carbohidratos ni gluten. Hay de diferentes clases. Demasiado hielo puede quitarle el sabor, pero es posible que éste mejore sirviéndolo con un chorrito de agua.
- **Martini seco:** un cóctel contiene 0 gramos de carbohidratos. El icónico cóctel de James Bond se hace con ginebra y vermú, y se adorna con una aceituna o un poco de limón.

Ciclo de comidas

Consejos que debes saber

Las recetas y sus porciones son sólo orientativas. Si te quedas con hambre aumenta el volumen de snacks; si no tienes apetito puedes bajar o eliminarlos. Para que evoluciones, trata de no siempre incluirlos, de esa forma tu prioridad será recibir las comidas principales.

Usa el café keto para salir de los ayunos. **Cuidado con el uso de la leche**. Prefiero que siempre tengas los caldos de hueso a la mano.

Si te cansan las ensaladas puedes utilizar verduras a la plancha, cremas, espárragos con jamón.

Recomendaciones personales: después de comer, a media mañana o tarde un poco de chocolate al 90% es permitido, siempre y cuando no rompas los ayunos.

No le tengas miedo a los ayunos. Incorpóralos, pero como mejor te convenga.

Si estás bien adaptado y prefieres hacer un ayuno 16/8 con más frecuencia, adelante. Y si no te sientes bien para empezar a ayunar, puedes seguir haciendo las tres comidas todos los días.

NOTA IMPORTANTE: Cuando estés haciendo ayuno, recuerda que puedes tomar en la mañana un caldo de huesos o una bebida hidratante o un café keto.

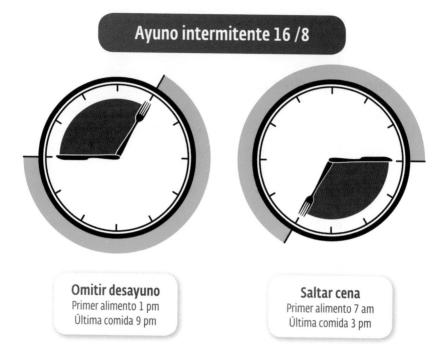

Cada plan ⟨SDM⟩ tiene 3 semanas, por eso tendrás la diagramación de recetas de cada semana y, en otro apartado, las recetas. En algunas semanas se repiten los mismos menús. Proponemos en muchos casos preparar cantidades mayores y así aprovechar los restos en días posteriores.

Si alguna receta te parece muy compleja, reemplázala por una similar.

En esos días complicados, puedes simplemente comprar un pollo asado en el supermercado y acompañarlo en casa con una ensalada variada, un poco de aguacate y/o un huevo cocido. Te servirá para varias comidas

Si no tienes tiempo para preparar vegetales, cómpralos envasados y listos para aderezar con aceite de oliva, limón y sal de mar.

Si el desayuno es tu complicación, prepara el día anterior mayor cantidad, o puedes remplazarlo por los licuados, son más rápidos.

Plan Teletransportador

Semana 1 | Ayunos: ninguno

Notas:

- Siempre realiza una lista antes de ir al súper.
- Prepara comida los sábados o domingos para ahorrar tiempo.
- Aprende a congelar. Por ejemplo: Keto-Rice, crema de calabaza, lentejas, galletas de queso.
- Si se te complica la diversidad, puedes repetir varias veces a la semana el mismo desayuno, comida y cena.
- Usarás galletas de queso casi toda la semana.
- La crema de calabaza y Carrot-Gin rinden dos porciones, guarda una para otro día que te vuelva a tocar.

	Desayuno	Comida	Cena	Colación-Postre
Lunes	Superyogurt energético	Pollo a las hierbas Keto-Chips	Crema de calabaza Galletas de queso	Yogurt griego
Martes	Huevos superpoderosos Ensalada Hulk	Solomillo ruso Keto-Rice	Espárragos abrazo de jamón Ensalada Hulk	Pera y chocolate 90%
Miércoles	Superyogurt energético	Chuleta de cerdo aromática Camote al horno	Ensalada Zeus Galletas de queso	Pera
Jueves	Huevos explosivos con jamón Aguacate	Lentejas Ensalada Hulk	Ensalada con queso de cabra y semillas	Manzana y chocolate 90%
Viernes	Lentejas u omelette de mozzarella	Salmón a la plancha con ejotes	Crema de calabaza Galletas de queso	Yogurt griego
Sábado	Huevos con queso fresco	Pescado blanco con almendras y parmesano Ensalada Hulk	Crema Carrot-Gin 1 Lata de atún o sardinas en aceite de oliva	Pera
Domingo	Superyogurt energético	Hamburguesa de salmón Keto-Chips	Ensalada Zeus Galletas de queso	Manzana y chocolate 90%

Lista semanal de compras:

- ☐ Aceite de oliva
- ☐ Aceitunas negras
- ☐ Aguacate
- ☐ Apio
- ☐ Ajo
- ☐ Almendras
- ☐ Arándanos
- ☐ Arroz Basmati
- ☐ Atún o sardinas en aceite de oliva
- ☐ Calabazas verdes
- ☐ Camote
- ☐ Canela
- ☐ Cardamomo
- ☐ Cebolla blanca
- ☐ Cebolla morada
- ☐ Cebollín
- ☐ Champiñones
- ☐ Chía
- ☐ Chocolate 90%
- ☐ Chuleta de cerdo con hueso
- ☐ Col crespa
- ☐ Comino en polvo
- ☐ Cúrcuma en polvo
- ☐ Crema líquida
- ☐ Eritritol
- ☐ Ejotes
- ☐ Espárragos
- ☐ Espinacas
- ☐ Frutos rojos
- ☐ Huevos
- ☐ Jamón no industrializado
- ☐ Jengibre
- ☐ Laurel
- ☐ Lechuga romana
- ☐ Lentejas
- ☐ Limón
- ☐ Mantequilla
- ☐ Manzana
- ☐ Nueces
- ☐ Orégano
- ☐ Papa
- ☐ Pepino
- ☐ Pera
- ☐ Perejil
- ☐ Pescado blanco
- ☐ Pimienta
- ☐ Pimentón dulce
- ☐ Pollo
- ☐ Queso de cabra
- ☐ Queso feta
- ☐ Queso fresco
- ☐ Queso mozzarella
- ☐ Queso parmesano
- ☐ Queso semicurado
- ☐ Romero
- ☐ Rúcula
- ☐ Sal
- ☐ Salmón
- ☐ Solomillo de ternera o filete de res
- ☐ Tomate rojo
- ☐ Tomates cherry
- ☐ Tomillo seco
- ☐ Vinagre
- ☐ Yogurt griego natural
- ☐ Zanahorias

Semana 2 | Ayunos: uno de 16/8

Notas:

- Recuerda que la receta de la frittata es para dos porciones. Puedes guardar lo restante para el día siguiente.
- Cuando usamos el yogurt griego como snack consideramos una porción de entre 125 g y 150 g de yogurt y 30 g de frutos secos. Tendrás que ajustarlo según tus requerimientos.
- De sábado a domingo te saltas el desayuno intentando dejar de 14 a16 horas entre la cena y la primera comida del día siguiente. Si prefieres desayunar, comer un poco más tarde y saltarte la cena, no hay ningún problema. Puedes tomar Keto-Café o los caldos de huesos.

	Desayuno	Comida	Cena	Colación-Postre
Lunes	Frittata Popeye Keto-Guacamole o Aguacate	Pechuga de pollo hidratada Keto-Rice	Crema Carrot-Gin Galletas de queso	Pera
Martes	Superyogurt energético	Filete a la plancha ½ Ensalada Hulk	Ensalada de queso de cabra y semillas	Chocolate 90%
Miércoles	Huevos superpoderosos Keto-Guacamole o aguacate	Aguacate relleno Camote al horno	Ensalada Zeus 1 Lata de atún o sardinas en aceite de oliva	Pera
Jueves	Superyogurt energético	Pechuga de pollo hidratada Keto-Rice	Crema Popeye Galletas de queso	Manzana
Viernes	Huevos explosivos con jamón Aguacate	Cheeseburger Keto-Chips	Ensalada tailandesa	Chocolate 90%
Sábado	Pan-Keto con Keto-Avellana o Crepas-Keto con Keto-Avellana	Pechuga de pollo hidratada Keto-Rice	Crema Carrot-Gin 1 Lata de atún o sardinas en aceite de oliva	Pera
Domingo	Ayuno: (16 horas) Puedes hacerlo de 8 PM del sábado a 12 AM domingo	Hamburguesa de salmón Keto-Chips	Salmón a la plancha ½ Ensalada Hulk	Superyogurt energético

Lista semanal de compras:

- ☐ Aceite de oliva
- ☐ Aceitunas negras
- ☐ Aguacate
- ☐ Ajo
- ☐ Ajo en polvo
- ☐ Almendras
- ☐ Arándanos
- ☐ Arroz Basmati
- ☐ Atún o sardinas en aceite de oliva
- ☐ Avellanas
- ☐ Bicarbonato de sodio
- ☐ Cacao en polvo
- ☐ Calabazas verdes
- ☐ Camote
- ☐ Canela
- ☐ Cardamomo
- ☐ Carne molida
- ☐ Cebolla blanca
- ☐ Cebolla morada
- ☐ Cebolla en polvo
- ☐ Cebollín
- ☐ Champiñones
- ☐ Chía
- ☐ Chocolate 90%
- ☐ Chuleta de cerdo con hueso
- ☐ Cilantro
- ☐ Col crespa
- ☐ Comino en polvo
- ☐ Crema líquida
- ☐ Cúrcuma
- ☐ Ejotes
- ☐ Eritritol
- ☐ Esencia de vainilla
- ☐ Espárragos
- ☐ Espinacas
- ☐ Filete de res
- ☐ Frutos rojos
- ☐ Huevos

- ☐ Harina de almendras
- ☐ Jamón no industrializado
- ☐ Jengibre
- ☐ Laurel
- ☐ Leche de coco
- ☐ Lechuga romana
- ☐ Limón
- ☐ Mantequilla
- ☐ Manzana
- ☐ Mostaza Dijon
- ☐ Nueces
- ☐ Orégano
- ☐ Papa
- ☐ Pechuga de pollo
- ☐ Pepino
- ☐ Pera
- ☐ Perejil
- ☐ Pimienta
- ☐ Pimiento rojo
- ☐ Pimentón en polvo
- ☐ Pollo
- ☐ Polvo para hornear
- ☐ Queso de cabra
- ☐ Queso feta
- ☐ Queso manchego
- ☐ Queso parmesano
- ☐ Queso semicurado
- ☐ Requesón
- ☐ Rúcula
- ☐ Sal
- ☐ Salmón
- ☐ Semilla de calabaza
- ☐ Tofu
- ☐ Tomate rojo
- ☐ Tomates cherry
- ☐ Vinagre
- ☐ Yogurt griego natural
- ☐ Zanahorias

Semana 3 | Ayunos: uno de 16/8

Notas:

- En esta semana se repiten muchos menús, puedes cocinar un día a la semana y congelar.
- Procura ya tener en tus manos el caldo de pollo, la bebida hidratante y el caldo de huesos, pues posiblemente comenzarás a sentir gripe keto y con éstos podrás salir.
- La receta de Keto-Guacamole es para dos porciones guarda la mitad en el refrigerador en un recipiente con tapa.
- Puedes comer las fresas como postre de alguna comida o como snack, pues son la mejor compañía cuando estás entrando en cetosis.

	Desayuno	Comida	Cena	Colación-Postre
Lunes	Frittata con chorizo o huevos Aquaman Aguacate	Keto-Pollo o pollo a las hierbas con verduras al grill	Ensalada Zeus Keto-Guacamole	Huevo cocido o de 5 a 10 aceitunas
Martes	Superyogurt energético con Granola-Keto	Salmón a la plancha Ensalada Hulk	Crema de calabaza Galletas de queso	Fresas
Miércoles	Frittata con más chorizo Keto-Guacamole o aguacate	Cheeseburger o filete a la plancha Verduras al grill	Ensalada Zeus o ensalada tailandesa Keto-Guacamole	Huevo cocido o de 5 a 10 aceitunas
Jueves	Superyogurt energético con Granola-Keto	Salmón a la plancha Ensalada Hulk	Crema de calabaza Galletas de queso	Fresas
Viernes	Huevos Aquaman Aguacate o ensalada Hulk	Keto-BBQ-Ribs o solomillo ruso ½ Ensalada Hulk	Espárragos abrazo de jamón o ensalada tailandesa	Huevo cocido o de 5 a 10 aceitunas
Sábado	Omelette de mozzarella o huevos revueltos con gouda y hongos Aguacate	Keto-Pollo o pollo a las hierbas con verduras al grill	Salmón a la plancha Ensalada Hulk	Choco-Bomba
Domingo	Ayuno: (16 horas) Puedes hacerlo de 8 PM del sábado a 12 AM domingo	Hamburguesa de salmón o salmón a la plancha Ensalada Hulk	Crema de calabaza Galletas de queso	Choco-Bomba

Lista semanal de compras:

- ☐ Aceite de coco
- ☐ Aceite de oliva
- ☐ Aceitunas
- ☐ Aceitunas negras
- ☐ Aguacate
- ☐ Ajo
- ☐ Ajo en polvo
- ☐ Albahaca
- ☐ Alcaparras
- ☐ Almendras
- ☐ Berenjena
- ☐ Brocoli
- ☐ Cacao nibs
- ☐ Calabazas verdes
- ☐ Canela
- ☐ Carne molida
- ☐ Cebolla blanca
- ☐ Cebolla en polvo
- ☐ Cebolla morada
- ☐ Cebollín
- ☐ Champiñones
- ☐ Chía
- ☐ Chocolate 90%
- ☐ Chorizo
- ☐ Chuleta de cerdo con hueso
- ☐ Cilantro
- ☐ Coco rallado
- ☐ Col crespa
- ☐ Comino en polvo
- ☐ Crema líquida
- ☐ Ejotes
- ☐ Eritritol
- ☐ Esencia de vainilla
- ☐ Espárragos
- ☐ Espinacas
- ☐ Filete de res
- ☐ Fresas
- ☐ Frutos rojos
- ☐ Huevos
- ☐ Jamón no industrializado
- ☐ Laurel
- ☐ Lechuga romana
- ☐ Limón
- ☐ Mantequilla
- ☐ Mostaza Dijon
- ☐ Nueces
- ☐ Orégano
- ☐ Papa
- ☐ Pepino
- ☐ Perejil
- ☐ Pimienta
- ☐ Pimiento rojo
- ☐ Pimentón en polvo
- ☐ Pimentón dulce
- ☐ Pollo
- ☐ Queso cheddar
- ☐ Queso feta
- ☐ Queso gouda
- ☐ Queso manchego
- ☐ Queso mozzarella
- ☐ Queso parmesano
- ☐ Romero
- ☐ Rúcula
- ☐ Sal
- ☐ Sal gruesa
- ☐ Salmón
- ☐ Semillas de calabaza
- ☐ Semillas de lino molidas
- ☐ Tocino
- ☐ Tofu
- ☐ Tomate rojo
- ☐ Tomates cherry
- ☐ Tomillo
- ☐ Vinagre
- ☐ Yogurt griego natural
- ☐ Zanahorias

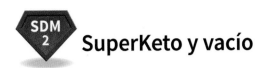

SuperKeto y vacío

Ya estamos listos para entrar de lleno en cetosis y sumaremos al ayuno 16/8 el 24:0

Estaremos bajando calorías e hidratos de carbono. No te asustes.

Semana 4 | Ayunos: dos de 16/8

Notas:

- Recomiendo iniciar el día de ayuno tomando tu caldo de huesos y durante la jornada, cada vez que sientas síntomas de Gripe-Keto, tomar tu bebida hidratante. Cuando estés en ayuno, los caldos y la bebida hidratante pueden ser tus aliados.
- Te recomiendo que prepares para esta semana Keto-Mayonesa, Keto-Cátsup y Keto Guacamole.
- El huevo cocido también lo puedes añadir a la ensalada de la cena en vez de comerlo como snack.
- Calienta las galletas de queso 20 segundos en el microondas para que se vuelvan crocantes.

	Desayuno	Comida	Cena	Colación-Postre
Lunes	Frittata con chorizo o huevos explosivos ½ Ensalada Hulk con aguacate o Keto-Guacamole	Keto-Chilli o chuleta de cerdo aromática ½ Ensalada Hulk	Ensalada Zeus Keto-Guacamole	Huevo cocido o de 5 a 10 aceitunas
Martes	Frittata con más chorizo o frittata Popeye Keto-Guacamole o aguacate	Pechuga de pollo hidratada Ensalada Hulk	Crema de calabaza o crema Popeye Galletas de queso	Granola-Keto
Miércoles	Superyogurt energético con Granola-Keto Keto-Café	Cheeseburger o filete a la plancha Verduras al grill	Frittata con más chorizo o frittata Popeye Keto-Guacamole	Huevo cocido o 5 a 10 aceitunas
Jueves	**Ayuno:** (16 horas) Puedes agregar en la mañana Keto-Café o caldo de huesos	Solomillo ruso o filete a la plancha ½ Ensalada Hulk	Ensalada queso de cabra y semilla 1 Lata de atún en aceite de oliva	Jamón, 5 rollitos
Viernes	Huevos Aquaman Aguacate o ensalada Hulk	Cheeseburguer o Keto-BBQ-ribs o chuleta de cerdo ½ Ensalada Hulk	Crema de calabaza o crema Popeye Galletas de queso	Huevo cocido o de 5 a 10 aceitunas
Sábado	Omelette de mozzarella o huevos revueltos con gouda y hongos Aguacate	Aguacate relleno o pollo a las hierbas ½ Ensalada Hulk	Salmón a la plancha Ensalada Hulk	Jamón, 5 rollitos
Domingo	**Ayuno:** (16 horas) Puedes hacerlo de 8 PM del sábado a 12 AM domingo	Hamburguesa de salmón o salmón a la plancha ½ Ensalada Hulk	Superyogurt energético con Granola-Keto	Choco-Bomba

Lista semanal de compras:

- ☐ Aceite de coco
- ☐ Aceite de oliva
- ☐ Aceitunas
- ☐ Aceitunas negras
- ☐ Aguacate
- ☐ Ajo
- ☐ Ajo en polvo
- ☐ Albahaca
- ☐ Alcaparras
- ☐ Almendras
- ☐ Arándanos
- ☐ Atún en aceite de oliva
- ☐ Berenjena
- ☐ Brocoli
- ☐ Cacao al 100%
- ☐ Café soluble
- ☐ Calabazas verdes
- ☐ Caldo de pollo
- ☐ Canela
- ☐ Carne molida
- ☐ Cebolla blanca
- ☐ Cebolla en polvo
- ☐ Cebolla morada
- ☐ Cebolín
- ☐ Champiñones
- ☐ Chía
- ☐ Chile en polvo
- ☐ Chile jalapeño
- ☐ Chocolate 90%
- ☐ Chorizo
- ☐ Chuleta de cerdo con hueso
- ☐ Cilantro
- ☐ Coco rallado
- ☐ Col crespa
- ☐ Colágeno hidrolizado
- ☐ Comino en polvo
- ☐ Crema líquida
- ☐ Eritritol
- ☐ Esencia de vainilla
- ☐ Espinacas
- ☐ Filete de res
- ☐ Frutos rojos
- ☐ Harina de almendras
- ☐ Huevos
- ☐ Jamón no industrializado
- ☐ Jengibre
- ☐ Laurel
- ☐ Leche de coco o almendras
- ☐ Lechuga romana
- ☐ Limón
- ☐ Mantequilla
- ☐ Mostaza Dijon
- ☐ Nueces
- ☐ Orégano
- ☐ Papa
- ☐ Pechuga de pollo
- ☐ Pepino
- ☐ Perejil
- ☐ Pimienta
- ☐ Pimiento rojo
- ☐ Pimentón dulce
- ☐ Pimentón picante
- ☐ Pollo
- ☐ Puré de tomate
- ☐ Queso cheddar
- ☐ Queso feta
- ☐ Queso de cabra
- ☐ Queso gouda
- ☐ Queso manchego
- ☐ Queso mozzarella
- ☐ Queso parmesano
- ☐ Romero
- ☐ Rúcula
- ☐ Sal
- ☐ Salsa de pescado
- ☐ Salsa de soya
- ☐ Salmón
- ☐ Semillas de calabaza
- ☐ Semillas de lino molidas
- ☐ Tomate
- ☐ Tomates cherry
- ☐ Tomate rojo
- ☐ Tomillo
- ☐ Vinagre
- ☐ Vinagre de manzana
- ☐ Yogurt griego natural

Semana 5 | Ayunos: dos de 16/8

Notas:

- Ya estás dentro de cetosis. En este proceso de ceto adaptación debes mejorar tus niveles de energía y sentir saciedad.
- Recuerda, si sientes cansancio checa el capítulo de SDM con los posibles problemas habituales.
- En esta semana mejoraremos tu capacidad para utilizar grasa como combustible principal.

	Desayuno	Comida	Cena	Colación-Postre
Lunes	Crepas-Keto Keto-Avellana	Keto-Chilli o chuleta de cerdo aromática Ensalada Hulk	Ensalada Zeus Guacamole	Choco - Cocada
Martes	Huevos explosivos con jamón Keto-Guacamole o aguacate	Pechuga de pollo hidratada ½ Ensalada Hulk	Ensalada con queso de cabra y semillas	Huevo cocido
Miércoles	Frittata Popeye Aguacate	Pescado blanco con almendras y parmesano Verduras al grill	Salmón a la plancha Hongos asados	
Jueves	Ayuno: (16 horas) Puedes agregar en la mañana Keto-Café o caldo de huesos	Solomillo ruso o filete a la plancha ½ Ensalada Hulk	Ensalada queso de cabra y semilla 1 Lata de atún en aceite de oliva	Huevo cocido
Viernes	Omelette de mozzarella Guacamole	Cheeseburguer o Keto-BBQ-ribs o chuleta de cerdo ½ Ensalada Hulk	Ensalada Zeus Guacamole	Huevo cocido o 5 a 10 aceitunas
Sábado	Crepas-Keto Keto-Avellana	Aguacate relleno o pollo a las hierbas ½ Ensalada Hulk	Salmón a la plancha Hongos asados	Choco-Cocada
Domingo	Ayuno: (16 horas) Puedes hacerlo de 8 PM del sábado a 12 AM domingo	Hamburguesa de salmón o salmón a la plancha ½ Ensalada Hulk	Superyogurt energético con Granola-Keto	Choco-Cocada

Lista semanal de compras:

- ☐ Aceite de coco
- ☐ Aceite de oliva
- ☐ Aceitunas
- ☐ Aceitunas negras
- ☐ Aguacate
- ☐ Ajo
- ☐ Ajo en polvo
- ☐ Almendras
- ☐ Arándanos
- ☐ Atún en aceite de oliva
- ☐ Avellanas
- ☐ Berenjena
- ☐ Cacao en polvo sin azúcar
- ☐ Canela
- ☐ Carne molida
- ☐ Cebolla blanca
- ☐ Cebolla en polvo
- ☐ Cebolla morada
- ☐ Cebollín
- ☐ Champiñones
- ☐ Chía
- ☐ Chile en polvo
- ☐ Chile jalapeño
- ☐ Chocolate 90%
- ☐ Chuleta de cerdo con hueso
- ☐ Cilantro
- ☐ Coco rallado
- ☐ Col crespa
- ☐ Comino en polvo
- ☐ Crema líquida
- ☐ Ejotes
- ☐ Eritritol
- ☐ Esencia de vainilla
- ☐ Espinacas
- ☐ Filete de res
- ☐ Frutos rojos
- ☐ Harina de almendras
- ☐ Huevos
- ☐ Jamón no industrializado
- ☐ Lechuga romana
- ☐ Limón
- ☐ Mantequilla
- ☐ Mostaza Dijon
- ☐ Nueces
- ☐ Orégano
- ☐ Pechuga de pollo
- ☐ Pepino
- ☐ Perejil
- ☐ Pescado blanco
- ☐ Pimienta
- ☐ Pimiento rojo
- ☐ Pimentón dulce
- ☐ Pimentón picante
- ☐ Pollo
- ☐ Polvo para hornear
- ☐ Puré de tomate
- ☐ Queso de cabra
- ☐ Queso feta
- ☐ Queso manchego
- ☐ Queso mozzarella
- ☐ Queso parmesano
- ☐ Requesón
- ☐ Romero
- ☐ Rúcula
- ☐ Sal
- ☐ Salmón
- ☐ Salsa de pescado
- ☐ Salsa de soya
- ☐ Semillas de calabaza
- ☐ Semillas de lino molidas
- ☐ Setas
- ☐ Tomate rojo
- ☐ Tomates cherry
- ☐ Tomillo
- ☐ Vinagre
- ☐ Vinagre de manzana
- ☐ Yogurt griego natural

Semana 6 | Ayunos: dos de 16/8 y uno de 24:0

Notas:

- La receta de Choco-Cocada alcanza para cuatro porciones. Come una de postre y guarda las tres restantes.
- El sábado en la noche disfruta la cena. Recuerda que después empieza tu primer ayuno de 24 horas. Volverás a cenar al otro día y como verás será una cena abundante y postre. Si es mucha comida de una vez no te fuerces; come hasta sentirte saciado.

	Desayuno	Comida	Cena	Colación-Postre
Lunes	Keto-Panquecitos o Crepas-Keto con Keto-Avellana	Pescado blanco con almendras y parmesano Verduras al grill	Frittata con chorizo ½ Ensalada Hulk	Choco-Cocada
Martes	Ayuno: (16 horas) Puedes agregar en la mañana Keto-Café o caldo de huesos	Pechuga de pollo hidratada ½ Ensalada Hulk	Ensalada con queso de cabra y semillas 1 Lata de atún en aceite de oliva	Superyogurt energético con Granola-Keto
Miércoles	Frittata Popeye Aguacate	Pescado blanco con almendras y parmesano Verduras al grill	Crema Popeye con galletas de queso	Huevo cocido o de 5 a 10 aceitunas
Jueves	Ayuno: (16 horas) Puedes agregar en la mañana Keto-Café o caldo de huesos	Solomillo ruso o Filete a la plancha ½ Ensalada Hulk	Ensalada con queso de cabra y semillas 1 Lata de atún en aceite de oliva	Huevo cocido
Viernes	Omelette de mozzarella Guacamole	Pescado blanco con almendras y parmesano Verduras al grill	Crema Popeye con galletas de queso	5 rollitos de jamón
Sábado	Frittata Popeye Aguacate	Cheeseburguer o Keto-BBQ-Ribs o chuleta de cerdo ½ Ensalada Hulk	Salmón a la plancha Hongos asados	Choco-Cocada
Domingo	Ayuno: (24 horas) Puedes hacerlo de 8 PM del sábado a 8 PM domingo	Ayuno: (24 horas)	Crema Popeye con galletas de queso + Keto-BBQ Ribs o chuleta de cerdo + ½ Ensalada Hulk	Choco-Cocada

Lista semanal de compras:

- ☐ Aceite de coco
- ☐ Aceite de oliva
- ☐ Aceitunas
- ☐ Aguacate
- ☐ Ajo
- ☐ Ajo en polvo
- ☐ Albahaca
- ☐ Almendras
- ☐ Arándanos
- ☐ Arroz Basmati
- ☐ Avellanas
- ☐ Atún en aceite de oliva
- ☐ Berenjenas
- ☐ Bicarbonato de sodio
- ☐ Cacao en polvo sin azúcar
- ☐ Calabazas verdes
- ☐ Caldo de pollo
- ☐ Canela
- ☐ Carne molida
- ☐ Cebolla blanca
- ☐ Cebolla en polvo
- ☐ Cebolla morada
- ☐ Cebollín
- ☐ Champiñones
- ☐ Chía
- ☐ Chile en polvo
- ☐ Chile jalapeño
- ☐ Chocolate 90%
- ☐ Chorizo
- ☐ Chuleta de cerdo con hueso
- ☐ Cilantro
- ☐ Coco rallado
- ☐ Col crespa
- ☐ Comino en polvo
- ☐ Costillar de cerdo
- ☐ Crema líquida
- ☐ Ejotes
- ☐ Eritritol
- ☐ Esencia de vainilla
- ☐ Espinacas
- ☐ Filete de res
- ☐ Frutos rojos
- ☐ Harina de almendras
- ☐ Huevos
- ☐ Jamón no industrializado
- ☐ Leche entera
- ☐ Lechuga romana
- ☐ Limón
- ☐ Mantequilla
- ☐ Mostaza Dijon
- ☐ Nueces
- ☐ Orégano
- ☐ Pechuga de pollo
- ☐ Perejil
- ☐ Pescado blanco
- ☐ Pimienta
- ☐ Pimentón dulce
- ☐ Pimentón picante
- ☐ Polvo para hornear
- ☐ Queso de cabra
- ☐ Queso manchego
- ☐ Queso mozzarella
- ☐ Queso parmesano
- ☐ Requesón
- ☐ Romero
- ☐ Rúcula
- ☐ Sal
- ☐ Salmón
- ☐ Semillas de calabaza
- ☐ Semillas de lino molidas
- ☐ Setas
- ☐ Tomate rojo
- ☐ Tomates cherry
- ☐ Tomillo
- ☐ Vinagre
- ☐ Yogurt griego natural

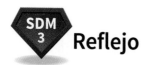

Reflejo

Para regresar a nuestra vida tradicional haremos el ciclo reflejo que permite salir de SDM2 sin rebotar y mantener el peso actual, sin recuperar kilos.

En SDM3 plan **Reflejo** iremos incorporando calorías e hidratos de carbono (como papas o arroz) y más fruta.

Semana 7 | Ayunos: dos de 16/8

Notas:

- Esta semana es casi idéntica a la semana 2.

	Desayuno	Comida	Cena	Colación-Postre
Lunes	Frittata con chorizo o huevos Aquaman Aguacate	Keto-Pollo o pollo a las hierbas con verduras al grill	Ensalada Zeus Keto-Guacamole	Pera o Choco-Cocada
Martes	Superyogurt energético con Granola-Keto	Salmón a la plancha Ensalada Hulk	Crema de calabaza Galletas de queso	Chocolate 90% o Choco-Cocada
Miércoles	Frittata con más chorizo Keto-Guacamole o aguacate	Cheeseburger o filete a la plancha Verduras al grill	Ensalada Zeus o ensalada tailandesa Keto-Guacamole	Pera o Choco-Cocada
Jueves	Ayuno: (16 horas) Puedes agregar en la mañana Keto-Café o caldo de huesos	Salmón a la plancha Ensalada Hulk	Crema de calabaza Galletas de queso	Manzana
Viernes	Huevos Aquaman Aguacate o ensalada Hulk	Keto-BBQ-ribs o solomillo ruso ½ Ensalada Hulk	Espárragos abrazo de jamón o ensalada tailandesa	Chocolate 90%
Sábado	Omelette de mozzarella o huevos revueltos con gouda y hongos Aguacate	Keto-Pollo o pollo a las hierbas con verduras al grill	Salmón a la plancha Ensalada Hulk	Pera
Domingo	Ayunos (16 horas) Puedes hacerlo de 8 PM del sábado a 12 AM domingo	Hamburguesa de salmón o salmón a la plancha Ensalada Hulk	Crema de calabaza Galletas de queso	Superyogurt energético

Lista semanal de compras:

- ☐ Aceite de coco
- ☐ Aceite de oliva
- ☐ Aceitunas negras
- ☐ Aguacate
- ☐ Ajo
- ☐ Ajo en polvo
- ☐ Albahaca
- ☐ Alcaparras
- ☐ Almendras
- ☐ Berenjena
- ☐ Brocoli
- ☐ Calabazas verdes
- ☐ Caldo de pollo
- ☐ Carne molida
- ☐ Cebolla blanca
- ☐ Cebolla en polvo
- ☐ Cebolla morada
- ☐ Cebollín
- ☐ Champiñones
- ☐ Chía
- ☐ Chocolate 90%
- ☐ Chorizo
- ☐ Chuleta de cerdo con hueso
- ☐ Cilantro
- ☐ Coco rallado
- ☐ Col crespa
- ☐ Comino en polvo
- ☐ Crema líquida
- ☐ Ejotes
- ☐ Eritritol
- ☐ Esencia de vainilla
- ☐ Espárragos
- ☐ Espinacas
- ☐ Filete de res
- ☐ Frutos rojos
- ☐ Huevos
- ☐ Jamón no industrializado
- ☐ Laurel
- ☐ Lechuga romana
- ☐ Limón
- ☐ Mantequilla
- ☐ Manzana
- ☐ Mostaza Dijon
- ☐ Nueces
- ☐ Orégano
- ☐ Papa
- ☐ Pechuga de pollo
- ☐ Pepino
- ☐ Pera
- ☐ Perejil
- ☐ Pimienta
- ☐ Pimiento rojo
- ☐ Pimentón dulce
- ☐ Pimentón picante
- ☐ Pollo
- ☐ Queso cheddar
- ☐ Queso feta
- ☐ Queso gouda
- ☐ Queso manchego
- ☐ Queso mozzarella
- ☐ Queso parmesano
- ☐ Romero
- ☐ Rúcula
- ☐ Sal
- ☐ Salmón
- ☐ Semillas de calabaza
- ☐ Semillas de lino molidas
- ☐ Tocino
- ☐ Tofu
- ☐ Tomate rojo
- ☐ Tomates cherry
- ☐ Tomillo
- ☐ Vinagre
- ☐ Yogurt griego natural
- ☐ Zanahorias

Semana 8 | Ayunos: uno de 16/8

	Desayuno	Comida	Cena	Colación-Postre
Lunes	Frittata Popeye Keto-Guacamole o aguacate	Pechuga de pollo hidratada Keto-Rice	Crema Carrot-Gin Galletas de queso	Pera o Choco-Cocada
Martes	Superyogurt energético	Filete a la plancha ½ Ensalada Hulk	Ensalada de queso de cabra y semillas	Chocolate 90% o Choco-Cocada
Miércoles	Huevos superpoderosos Keto-Guacamole o aguacate	Aguacate relleno Camote al horno	Ensalada Zeus 1 Lata de atún o sardinas en aceite de oliva	Pera o Choco-Cocada
Jueves	Superyogurt energético	Pechuga de pollo hidratada Keto-Rice	Crema Popeye Galletas de queso	Manzana
Viernes	Huevos explosivos con jamón Aguacate	Cheeseburger Keto-Chips	Ensalada tailandesa	Chocolate 90%
Sábado	Pan-Keto con Keto-Avellana o Crepas-Keto con Keto-Avellana	Pechuga de pollo hidratada Keto-Rice	Crema Carrot-Gin 1 Lata de atún o sardinas en aceite de oliva	Pera
Domingo	**Ayuno:** (16 horas) Puedes hacerlo de 8 PM del sábado a 12 AM domingo	Filete a la plancha o cheeseburger Keto-Chips	Salmón a la plancha ½ Ensalada Hulk	Superyogurt energético

Lista semanal de compras:

- ☐ Aceite de oliva
- ☐ Aceite de coco
- ☐ Aceitunas negras
- ☐ Aguacate
- ☐ Ajo
- ☐ Ajo en polvo
- ☐ Almendras
- ☐ Arándanos
- ☐ Arroz Basmati
- ☐ Atún o sardinas en aceite de oliva
- ☐ Avellanas
- ☐ Bicarbonato de sodio
- ☐ Cacao en polvo
- ☐ Calabazas verdes
- ☐ Caldo de pollo
- ☐ Camote
- ☐ Canela
- ☐ Carne molida
- ☐ Cebolla blanca
- ☐ Cebolla en polvo
- ☐ Cebolla morada
- ☐ Cebollín
- ☐ Chía
- ☐ Chocolate 90%
- ☐ Cilantro
- ☐ Coco rallado
- ☐ Col crespa
- ☐ Crema líquida
- ☐ Cúrcuma en polvo
- ☐ Ejotes
- ☐ Eritritol
- ☐ Esencia de vainilla
- ☐ Espárragos
- ☐ Espinacas
- ☐ Filete de res
- ☐ Frutos rojos
- ☐ Huevos
- ☐ Harina de almendras
- ☐ Jamón no industrializado
- ☐ Jengibre
- ☐ Leche de coco
- ☐ Lechuga romana
- ☐ Limón
- ☐ Mantequilla
- ☐ Manzana
- ☐ Mostaza Dijon
- ☐ Nueces
- ☐ Orégano
- ☐ Papa
- ☐ Pechuga de pollo
- ☐ Pepino
- ☐ Pera
- ☐ Perejil
- ☐ Pimienta
- ☐ Pimiento rojo
- ☐ Pimentón dulce
- ☐ Polvo para hornear
- ☐ Queso de cabra
- ☐ Queso feta
- ☐ Queso manchego
- ☐ Queso semicurado
- ☐ Queso parmesano
- ☐ Requesón
- ☐ Semillas de calabaza
- ☐ Semillas de cardamomo
- ☐ Tofu
- ☐ Tomate rojo
- ☐ Tomates cherry
- ☐ Rúcula
- ☐ Sal
- ☐ Salmón
- ☐ Vinagre
- ☐ Yogurt griego natural
- ☐ Zanahorias

Semana 9 | Ayunos: ninguno

	Desayuno	Comida	Cena	Colación-Postre
Lunes	Superyogurt energético	Pollo a las hierbas Keto-Chips	Crema de calabaza Galletas de queso	Yogurt griego
Martes	Huevos superpoderosos Ensalada Hulk	Solomillo ruso Keto-Rice	Espárragos abrazo de jamón Ensalada Hulk	Pera y chocolate 90%
Miércoles	Superyogurt energético	Chuleta de cerdo aromática Camote al horno	Ensalada Zeus Galletas de queso	Pera
Jueves	Huevos explosivos con jamón Aguacate	Lentejas Ensalada Hulk	Ensalada con queso de cabra y semillas	Manzana y chocolate 90%
Viernes	Lentejas u omelette de mozzarella	Salmón a la plancha con ejotes	Crema de calabaza Galletas de queso	Yogurt griego
Sábado	Huevos con queso fresco	Pescado blanco con almendras y parmesano Ensalada Hulk	Crema Carrot-Gin 1 Lata de atún o sardinas en aceite de oliva	Pera
Domingo	Superyogurt energético	Hamburguesa de Salmón Keto- Chips	Ensalada Zeus Galletas de queso	Manzana y chocolate 90%

Lista semanal de compras:

- ☐ Aceite de oliva
- ☐ Aceitunas negras
- ☐ Aguacate
- ☐ Ajo
- ☐ Almendras
- ☐ Arándanos
- ☐ Arroz Basmati
- ☐ Atún o sardinas en aceite de oliva
- ☐ Calabazas verdes
- ☐ Caldo de pollo
- ☐ Canela
- ☐ Camote
- ☐ Cebolla blanca
- ☐ Cebolla morada
- ☐ Cebollín
- ☐ Champiñones
- ☐ Chía
- ☐ Chocolate 90%
- ☐ Chuleta de cerdo con hueso
- ☐ Col crespa
- ☐ Comino en polvo
- ☐ Crema líquida
- ☐ Cúrcuma en polvo
- ☐ Ejotes
- ☐ Espárragos
- ☐ Espinacas
- ☐ Filete de res
- ☐ Frutos rojos
- ☐ Huevos
- ☐ Jamón no industrializado
- ☐ Jengibre
- ☐ Laurel
- ☐ Leche de coco
- ☐ Lechuga romana
- ☐ Lentejas
- ☐ Limón
- ☐ Mantequilla
- ☐ Manzana
- ☐ Mostaza Dijon
- ☐ Nueces
- ☐ Orégano
- ☐ Papa
- ☐ Pepino
- ☐ Pera
- ☐ Perejil
- ☐ Pescado blanco
- ☐ Pimienta
- ☐ Pimentón dulce
- ☐ Pollo
- ☐ Queso de cabra
- ☐ Queso feta
- ☐ Queso fresco
- ☐ Queso mozzarella
- ☐ Queso parmesano
- ☐ Queso semicurado
- ☐ Romero
- ☐ Rúcula
- ☐ Sal
- ☐ Salmón
- ☐ Semillas de cardamomo
- ☐ Tomate rojo
- ☐ Tomates cherry
- ☐ Tomillo
- ☐ Vinagre
- ☐ Yogurt griego natural
- ☐ Zanahorias

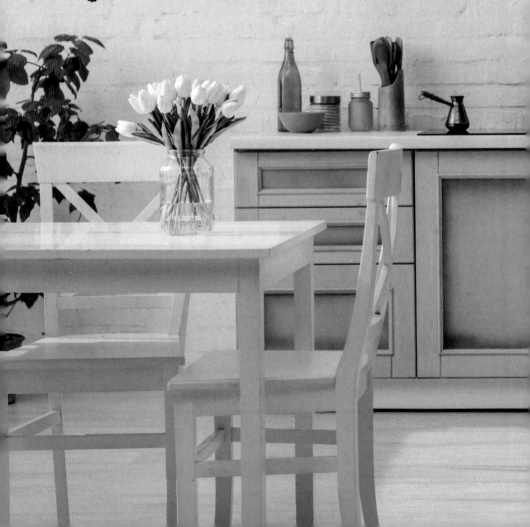

QUINTA PARTE

SÚPER RECETAS

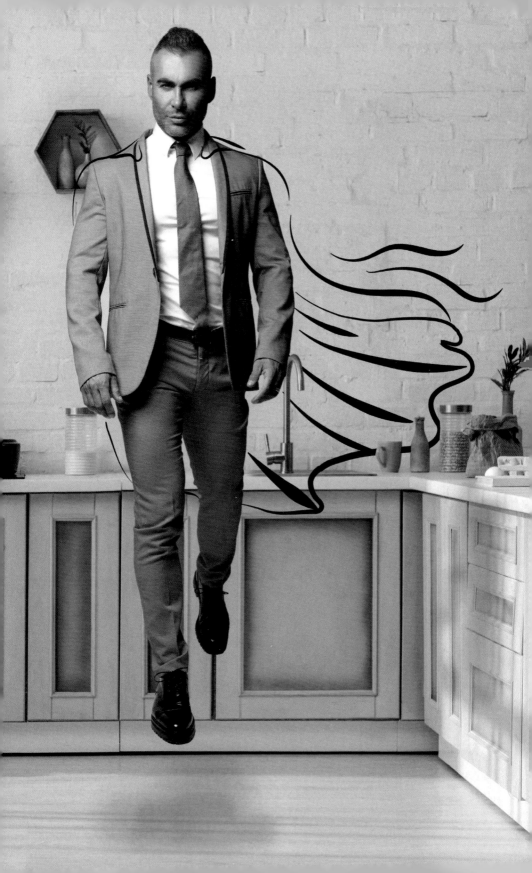

Desayunos 🄢🄓🄜

Huevos superpoderosos

1 porción

Ingredientes

- √ 4 espárragos cocidos
- √ 4 varas de cebollín
- √ ½ de queso semicurado
- √ 3 huevos (*en caso de mujeres pueden usar 2 huevos*)
- √ 2 cucharadas de mantequilla
- √ 1 cucharada de aceite de oliva
- √ Sal y pimienta al gusto

Procedimiento

- Corta los espárragos en trozos pequeños, el cebollín en aros del mismo tamaño y ralla el queso.
- Precalienta el sartén por 2 minutos a fuego bajo. Coloca el aceite y espera a que caliente un poco. Bate los huevos con un tenedor, añade la mantequilla, la pimienta y la sal. Agrega los huevos y distribuye en el sartén. Desprende con una espátula y esparce el queso sobre los huevos mientras se están cocinando. Añade los espárragos y el cebollín. Deja en el fuego hasta obtener la textura deseada.

Huevos explosivos con jamón

1 porción

Ingredientes

- √ 3 rebanadas de jamón no industrializado
- √ 3 huevos (*en caso de mujeres pueden usar 2 huevos*)
- √ ½ cucharada de aceite de oliva
- √ Sal y pimienta al gusto

Procedimiento

- Precalienta el sartén por 2 minutos a fuego bajo y coloca el aceite. Agrega los huevos hasta que las claras estén cocidas y las yemas queden a tu gusto.
- Retira los huevos del fuego.
- Sube un poco la temperatura y añade el jamón en el sartén.
- Sirve el jamón con los huevos.

Huevos Acuaman

`1 porción`

Ingredientes

- ✓ Agua, la necesaria
- ✓ 2 huevos
- ✓ 4 láminas de salmón ahumado
- ✓ 2 varas de cebollín
- ✓ 2 cucharadas de aceite de coco
- ✓ 1 cucharada de mostaza Dijon
- ✓ Alcaparras al gusto
- ✓ Sal y pimienta al gusto

Procedimiento

- Cuece los huevos en una olla con agua hirviendo por 6 o 7 minutos. Enjuaga los huevos con agua fría, pélalos y cortarlos a la mitad.
- Mezcla el aceite, la mostaza y las alcaparras. Coloca los huevos junto al salmón ahumado y aderza con la mezcla anterior. Agrega las varas de cebollín en aros pequeños con las alcaparras cordatas finamente.

Keto-Café

`1 taza`

Ingredientes

- ✓ 1 taza de extracto de café o 240 ml de café caliente, *(puedes usar una cuchara de café soluble sin azúcar y una taza de agua caliente)*
- ✓ 1 cucharada de aceite de coco virgen o MCT Oil (triglicéridos de cadena media)
- ✓ 1 cucharada de mantequilla orgánica sin sal o ghee (opcional)
- ✓ 1 cucharada de colágeno (gelatina hidrolizada. Opcional, ingresa a www.diegodimarco.com y checa mis colágenos.)
- ✓ ½ cucharadita de canela en polvo sin azúcar
- ✓ 5 cucharadas de leche de coco o almendras sin azúcar
- ✓ 3 gotas de stevia o 1 cucharadita de eritritol (opcional) o una cucharadita de Monkfruit

Procedimiento

- Coloca todos los ingredientes en la licuadora y mezcla hasta obtener una consistencia suave y espumosa.

Nota: esta receta sustituye a un desayuno. No es para tomarse durante todo el día como un café normal. En algunos casos lo utilizaremos para salir del ayuno.

Pan-Keto

`3 porciones`

Ingredientes

- ✓ 6 huevos
- ✓ ¼ de cucharada de bicarbonato de sodio
- ✓ 4 cucharadas de mantequilla derretida
- ✓ 1½ tazas de harina de almendra
- ✓ 4 cucharaditas de polvo para hornear
- ✓ 1 pizca de sal
- ✓ Canela al gusto

Procedimiento

- Precalienta el horno a 190 grados.
- Separa las claras de huevo y bate junto con el bicarbonato de sodio hasta que la mezcla se vuelva esponjosa. Por separado, mezcla las yemas de huevo, la mantequilla derretida, la harina de almendra, el polvo para hornear y la sal. Integra ambas mezclas y vierte en un molde previamente engrasado. Hornea durante 30 minutos aproximadamente.

Frittata Popeye

`2 porciones`

Ingredientes

(Para realizar una porción tomar todos los ingredientes a la mitad)

- ✓ 6 huevos
- ✓ 1 cucharada de crema líquida (opcional)
- ✓ 1 cucharada de mantequilla sin sal
- ✓ 4 cucharadas de cebolla blanca
- ✓ ½ cucharada de aceite de oliva
- ✓ ½ taza de espinacas
- ✓ 1 cucharadita de cebollín
- ✓ 4 cucharadas de queso de cabra
- ✓ 2 cucharadas de queso parmesano
- ✓ 1 cucharadita de orégano fresco
- ✓ Sal y pimienta al gusto

Procedimiento

- Precalienta el horno a 180 grados.
- Mezcla los huevos la crema, la mantequilla, la sal y la pimienta. Bate y reserva. Saltea la cebolla en el aceite de oliva. Añade las espinacas y el cebollín hasta que la espinaca ablande. Cubre con el queso de cabra desmenuzado y con la primera mezcla. Revuelve. Espolvorea las hojas de orégano y el queso parmesano. Hornea por al menos 15 minutos o hasta que la frittata se dore.

Frittata de chorizo

2 porciones

Ingredientes

(Para realizar una porción tomar todos los ingredientes a la mitad)

- ✓ 6 huevos
- ✓ 1 cucharada de mantequilla sin sal
- ✓ 1 cucharada de crema líquida
- ✓ 60 g de chorizo
- ✓ 4 cucharadas de cebolla blanca
- ✓ 120 g de tomates cherry
- ✓ 2 cucharadas de queso parmesano
- ✓ 1 pizca de albahaca fresca
- ✓ Sal y pimienta al gusto

Procedimiento

- Precalienta el horno a 180 grados.
- Mezcla los huevos la crema, la mantequilla, la sal y la pimienta. Bate y reserva.
- Coloca el chorizo en una sartén caliente hasta que comience a soltar grasa. Incorpora la cebolla y saltea. Añade los tomates hasta que se cuezan un poco. Una vez listos retíralo de la sartén y víertelo en un molde para horno formando una cama. Cubre con la primera mezcla y revuelve. Espolvorea con la albaca y el queso parmesano.
- Hornea por 15 minutos.

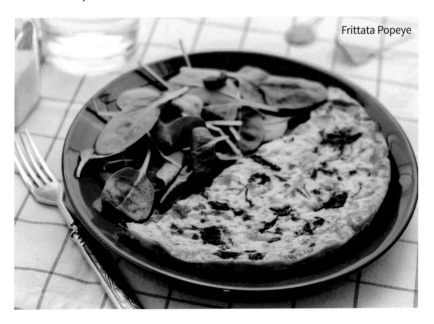

Frittata Popeye

Frittata con más chorizo

2 porciones

Ingredientes

(Para realizar una porción tomar todos los ingredientes a la mitad)

- ✓ 6 huevos
- ✓ ½ cucharada de crema líquida (opcional)
- ✓ 1 cucharada de mantequilla sin sal
- ✓ 60 g de chorizo
- ✓ ½ cebolla blanca picada
- ✓ 150 g de brócoli blanqueado
- ✓ ½ pimiento rojo (opcional)
- ✓ 80 g de queso cheddar
- ✓ Sal y pimienta al gusto

Procedimiento

- Precalienta el horno a 180 grados.
- Mezcla los huevos, la crema, la mantequilla, la sal y la pimienta. Bate y reserva.
- Coloca el chorizo en una sartén caliente hasta que comience a soltar grasa. Incorpora la cebolla, el pimiento, el brócoli y saltea. Baja el fuego y tapa.
- Pasa los ingredientes salteados a un molde para hornear cubriendo toda la superficie y revuelve. Coloca encima una capa de queso cheddar.
- Hornea durante 15 minutos o hasta que la frittata comience a dorar.

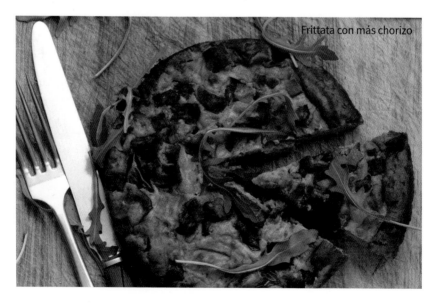

Frittata con más chorizo

Crepas-Keto

1 porción

Ingredientes

- ✓ 2 huevos
- ✓ 100 g de requesón
- ✓ 1 cucharada de mantequilla
- ✓ ¼ de taza de harina de almendras
- ✓ 1 pizca de canela en polvo
- ✓ 1 cucharadita de esencia de vainilla
- ✓ ½ cucharadita de polvo para hornear
- ✓ 1 pizca de sal
- ✓ 1 cucharada de eritritol
- ✓ Aceite de oliva, el necesario

Procedimiento

- Mezcla todos los ingredientes en una licuadora, excepto el aceite de oliva, a velocidad media hasta que espese.
- Engrasa una sartén con el aceite de oliva y vierte un poco de la mezcla distribuida en la superficie.
- Cocina hasta que la crepa esté firme, un poco dorada y se vean burbujas en la superficie. Voltear.

Huevos revueltos con gouda y hongos

1 porción

Ingredientes

- ✓ 3 huevos
- ✓ 1 cucharada de mantequilla sin sal
- ✓ 30 g de queso gouda
- ✓ 30 g de cebolla blanca picada
- ✓ 50 g de champiñones
- ✓ ½ cucharada de aceite de oliva
- ✓ Sal y pimienta al gusto

Procedimiento

- Bate los huevos con mantequilla, sal y pimienta.
- Saltea la cebolla junto con los champiñones.
- Agrega los huevos y cocina hasta el término que prefieras.

Omelette de mozzarella

1 porción

Ingredientes

- ✓ 3 huevos
- ✓ 1 cucharada de mantequilla sin sal
- ✓ 4 tomates cherry
- ✓ 30 g de queso mozzarella
- ✓ 1 pizca de orégano
- ✓ 1 cucharadita de aceite de oliva
- ✓ Sal y pimienta al gusto

Procedimiento

- Bate los huevos con la mantequilla, sal y pimienta.
- En una sartén, cuece al gusto la tortilla de huevo y coloca en el centro el queso mozzarella, los tomates y el orégano.
- Dobla y deja cocer al gusto.

Superyogurt energético

1 porción

Ingredientes

- ✓ 1 taza de yogurt griego natural
- ✓ 1 cucharada de chía
- ✓ ½ taza de frutos rojos
- ✓ 1 cucharada de nueces y almendras (naturales)
- ✓ Canela al gusto

Procedimiento

- Integra el yogurt con la chía.
- Añade los frutos rojos, las nueces y las almendras.
- Espolvorea canela al gusto.

Granola-Keto

5 porciones

Ingredientes

- ✓ ½ taza de almendras
  ½ taza de nueces (naturales)
- ✓ 2 cucharadas de semillas de calabaza
- ✓ 1 cucharada de chía
- ✓ 2 cucharadas de semillas de lino molidas
- ✓ 5 cucharadas de eritritol (stevia o Monkfruit)
- ✓ 2 cucharadas de almendras fileteadas
- ✓ 1 cucharada de coco rallado
- ✓ 1 huevo
- ✓ 2 cucharadas de mantequilla o aceite de coco
- ✓ 1 cucharadita de esencia de vainilla

Procedimiento

- Precalienta el horno a 200°C y prepara una bandeja antiadherente o engrasada.
- Procesar las almendras, las nueces y las semillas de calabaza, pero que queden en trozos grandes.
- Incorpora la chía, las semillas de lino y el eritritol. Procesa hasta que todo esté bien mezclado.
- Pasa a otro recipiente y añade las almendras fileteadas y el coco rallado. Mezcla.
- Incorpora el huevo y la mantequilla. Mezcla de nuevo.
- Forma una capa delgada sobre toda la superficie de la bandeja engrasada.
- Hornea 15 minutos o hasta que la granola comience a dorar.

Licuado coco-coffe

`1 porción`

Ingredientes

- √ ½ taza de café expreso
- √ ½ taza de yogur griego natural
- √ ½ taza de leche de coco
- √ 5 gotas de esencia de vainilla
- √ 1 cucharada de eritritol
- √ Cubos de hielo al gusto
- √ 1½ cucharada de proteína de suero de leche natural
- √ 1 cucharadita de coco rallado
- √ 1 pizca de canela en polvo

Procedimiento

- Licua todos los ingredientes en la licuadora (menos la canela y el coco rallado).
- Sirve y espolvorea el coco rallado y la canela.

Licuado de almendras

`1 porción`

Ingredientes

- √ 1 taza de leche de almendras sin azúcar
- √ 1 cucharada de mantequilla de almendras sin azúcar
- √ 5 gotas de esencia de vainilla
- √ 1 cucharada de eritritol
- √ Cubos de hielo al gusto
- √ 1½ cucharada de proteína de suero de leche natural
- √ 1 cucharadita de coco rallado
- √ 1 pizca de canela en polvo

Procedimiento

- Licua todos los ingredientes en la licuadora (menos la canela y el coco rallado).
- Sirve y espolvorea el coco rallado y la canela.

Vegetales y entradas SDM

Ensalada Hulk

1 porción

Ingredientes

- ✓ 20 g de lechuga romana
- ✓ 15 g de rúcula
- ✓ 20 g de espinacas
- ✓ 15 g de col crespa
- ✓ 1 cucharada de aceite de oliva
- ✓ ½ cucharadita de vinagre
- ✓ Sal

Procedimiento

- Mezcla todos los ingredientes.

Ensalada tailandesa

1 porción

Ingredientes

- ✓ 1 cucharada de aceite de oliva
- ✓ 50 g de tofu firme (puede hacerse con pollo orgánico (una pechuga)
- ✓ 2 cucharadas de semillas de calabaza
- ✓ 70 g de espinacas
- ✓ 100 g de tomates cherry
- ✓ 25 g de cebolla morada
- ✓ 100 g de zanahoria
- ✓ ½ cucharadita de cilantro o menta fresca
- ✓ Sal al gusto

Procedimiento

- Calentar una sartén a fuego medio y agrega unas gotas de aceite de oliva.
- Seca el tofu con una toalla de papel y córtalo en cubos. Añade un chorrito de aceite de oliva y sal.
- Saltea los cubos de tofu en la sartén hasta dorar y reserva.
- En caso de reemplazar el tofu por una pechuga de pollo orgánica cortar en cubos, dorar a la plancha con aceite de coco y sal.
- Baja el fuego, agrega las semillas de calabaza y espera que comiencen a dorarse. Reserva.
- Mezcla las verduras y el tofu (o pollo). Espolvorea con las semillas de calabaza.

Ensalada Zeus

`1 porción`

Ingredientes

- ✓ 1 cucharada de aceite de oliva
- ✓ ½ cucharadita de vinagre
- ✓ 1 pizca de orégano
- ✓ ½ pepino
- ✓ ¼ de cebolla morada
- ✓ 10 aceitunas negras
- ✓ 1 tomate mediano
- ✓ 50 g de queso feta
- ✓ 10 g de nueces (o piñones)
- ✓ Sal y pimienta al gusto

Procedimiento

- Mezcla el aceite de oliva, el vinagre, la sal y el orégano. Reserva.
- Mezclar el pepino, la cebolla y las aceitunas. Agrega el aderezo y remueve.
- Agrega el tomate y el queso.
- Esparce las nueces y salpimienta.

Crema de calabaza

`2 porciones`

Ingredientes

- ✓ 2 cucharadas de mantequilla sin sal
- ✓ 50 g de cebolla blanca
- ✓ 2 dientes de ajo
- ✓ 4 calabazas medianas
- ✓ 100 g de papa
- ✓ 1 hoja de laurel
- ✓ 1½ taza de caldo de pollo
- ✓ 60 g de aguacate
- ✓ ½ limón
- ✓ 1 pizca de perejil
- ✓ 3 cucharadas de crema líquida
- ✓ Sal y pimienta al gusto

Procedimiento

- En una olla y a fuego medio derrite la mantequilla. Agrega la cebolla y el ajo y cocina hasta que estén blandos y transparentes.
- Incorpora las calabazas cortadas, la papa, el laurel y el caldo de pollo. Salpimienta. Deja que hierva y baja la temperatura. Tapa y cocina hasta que las calabazas estén blandas. Apaga el fuego y añade el aguacate en trozos medianos. Deja enfriar un poco y retira la hoja de laurel. Bate en la licuadora. Regresa a la olla y añade unas gotitas de jugo de limón. Retira del fuego y agrega la crema templada.
- Sirve con el perejil o el cilantro.

Crema de Carrot-Gin

`2 porciones`

Ingredientes

- ✓ 2 cucharadas de mantequilla sin sal
- ✓ 2 dientes de ajo
- ✓ 10 g de jengibre fresco
- ✓ 1 pizca de cúrcuma en polvo
- ✓ 1 pizca de pimentón dulce ahumado
- ✓ 5 zanahorias medianas
- ✓ 1 taza de caldo de pollo
- ✓ ½ taza de leche de coco
- ✓ Hojas de perejil o menta al gusto
- ✓ Sal y pimienta al gusto

Procedimiento

- Derrite la mantequilla en una olla a fuego medio. Agrega el ajo y el jengibre y cocina por un minuto. Incorpora la cúrcuma, el pimentón ahumado y las zanahorias. Remueve y cocina por 2 minutos.
- Añade el caldo de pollo y la leche de coco. Deja hervir y baja la temperatura hasta que el líquido burbujee ligeramente. Tapa y cocina hasta que la zanahoria esté blanda.
- Salpimienta. Sirve con perejil o menta.

Espárragos abrazo de jamón

`1 porción`

Ingredientes

- ✓ 6 espárragos verdes
- ✓ Jamón no industrializado en rebanadas, el suficiente. Busca jamón crudo, o jamones no procesados. Evita jamones que tengan alimón y azúcares.
- ✓ Aceite de oliva

Procedimiento

- Precalienta el horno a 200°C.
- Retira la piel dura del tallo de los espárragos empezando al menos 7 cm por debajo de la cabeza.
- Envuelve cada espárrago, en forma de espiral y de abajo hacia arriba, con media rebanada de jamón. Colócalos en un molde.
- Unta un poco de aceite de oliva sobre los espárragos. Hornea hasta que el jamón comience a dorar.

Lentejas

2 a 3 porciones

Ingredientes

- ✓ 1 taza de lentejas crudas
- ✓ 3 tazas de agua
- ✓ 2 dientes de ajo
- ✓ 1 hoja de laurel
- ✓ 1 cucharada de aceite de oliva
- ✓ 200 g de cebolla blanca
- ✓ 1 pizca de comino en polvo
- ✓ 1 pizca de pimentón dulce
- ✓ 100 g de espinacas frescas
- ✓ Sal al gusto

Procedimiento

- Previamente remoja y escurre las lentejas. Luego colócalas en una olla junto al ajo machacado y cubre con el agua, agregar el otro ajo entero, el comino, la hoja de laurel y un poco de sal.
- Llevar a hervor y luego ajustar la temperatura hasta que solamente burbujee ligeramente.
- Tapar la olla y cocinar moviendo las lentejas ocasionalmente.
- Añadir más agua si es necesario para que las lentejas permanezcan cubiertas. Cocinar entre 25 y 35 minutos.
- Probar las lentejas y verificar que hayan perdido su dureza pero que no estén muy blandas para que no se deshagan. Bajar el fuego al mínimo sacar la hoja de laurel y el ajo y tapar nuevamente.
- Calentar la sartén a fuego medio con el aceite de oliva.
- Sofreír la cebolla de 1 a 2 minutos, agregar el pimentón en polvo y remover.
- Agregar el sofrito a las lentejas y remover. Añadir las hojas de espinacas. Subir la temperatura y cocinar tapado por 10 minutos más. Ajustar la sal y la cantidad de líquido al gusto.
- Servir calientes o tibias con un chorrito de aceite de oliva.

Keto-Rice

2 a 3 porciones

Ingredientes

- ✓ ½ taza de arroz Basmati
- ✓ 2 tazas de agua
- ✓ 4 semillas de cardamomo
- ✓ 1 pizca de sal

Procedimiento

- Coloca todos los ingredientes en una olla y espera a que hierva.
- Esperar que el agua se evapore hasta el ras del arroz. Baja el fuego, tapa y deja cocinar hasta que los granos estén blandos y se haya absorbido toda el agua.
- Apaga el fuego, tapa y deja reposar durante 10 minutos.

Consejos de cocción arroz Basmati: lava el arroz Basmati hasta que el agua salga limpia. Pon a cocer una medida de arroz por una de agua durante 15 minutos con una olla tapada. El fuego tiene que ser suave.

Nota: utiliza arroz Basmati si es posible. Es ideal para la dieta de personas diabéticas, ya que su índice glucémico es inferior a la de otros arroces. También es apto para celiacos o personas que sufren de colon irritable. Existen varios tipos de arroz Basmati, los dos más conocidos son el blanco y el integral que adopta un color marrón oscuro, otra variedad es el arroz Basmati gigante.

Keto-Chips

1 porción

Ingredientes

- ✓ 1 papa mediana blanqueada
- ✓ ½ cucharada de aceite de oliva o de mantequilla
- ✓ 2 cucharadas de hojas de perejil
- ✓ Sal

Procedimiento

- Precalienta el horno a 200°C.
- Corta la papa en ruedas de medio centímetro y colócalas en un molde engrasado para el horno.
- Hornea por 20 minutos o hasta que las papas comiencen a inflar y dorar.
- Esparce el perejil y la sal.

Camote al horno

1 porción

Ingredientes

- ✓ 1 camote mediano
- ✓ ½ cucharada de mantequilla (puede usarse aceite de coco)
- ✓ Canela en polvo

Procedimiento

- Precalienta el horno a 200°C.
- Pela y corta en bastones el camote y colócalos en un molde engrasado para el horno. Espolvorea la canela.
- Hornea durante 20 minutos o hasta dorar.

Hongos asados

`1 porción`

Ingredientes

- ✓ 130 g de setas
- ✓ 1 diente de ajo
- ✓ ½ cucharada de aceite de oliva
- ✓ 2 cucharadas de perejil
- ✓ Sal y pimienta al gusto

Procedimiento

- Lava y seca las setas. Quita las partes duras.
- Machaca el ajo y mézclalo con la sal, la pimienta, el aceite de oliva y la mitad del perejil.
- Precalienta un sartén a fuego medio-alto con unas gotas de aceite de oliva.
- Cocina las setas de 1 a 2 minutos por lado o hasta que doren.
- Barniza las setas con la mezcla del ajo y espolvorea el perejil.

Verduras al grill

`1 porción`

Ingredientes

- ✓ 1 calabaza verde mediana
- ✓ 1 berenjena mediana
- ✓ 5 tomates cherry
- ✓ ½ cebolla morada
- ✓ 2 dientes de ajo
- ✓ 1cucharada de romero fresco
- ✓ 1 cucharada de tomillo fresco
- ✓ ½ cucharada de aceite de oliva
- ✓ Sal y pimienta al gusto

Procedimiento

- Precalienta el horno a 200°C.
- Corta las verduras a tu gusto y extiéndelas en un molde para horno engrasado.
- Esparce el ajo, el romero, el tomillo, el aceite de oliva, la sal y la pimienta.
- Hornea durante 20 minutos o hasta que las verduras estén suaves y doradas.

Ensalada de queso de cabra y semillas `1 porción`

Ingredientes

- ✓ 20 g de espinacas
- ✓ 20 g de rúcula
- ✓ 20 g de lechuga
- ✓ 60 g de queso feta o de cabra
- ✓ 30 g de arándanos
- ✓ 30 g de nueces

Para el aderezo
- ✓ ½ cucharada de aceite de oliva
- ✓ Jugo de ½ limón
- ✓ ½ cucharada de eritritol
- ✓ Sal

Procedimiento

- Mezcla todos los ingredientes del aderezo.
- Mezcla todos los ingredientes de la ensalada y acompaña con el aderezo.

Crema Popeye `2 porciones`

Ingredientes

- ✓ 2 cucharadas de mantequilla sin sal
- ✓ ½ cebolla blanca
- ✓ 2 dientes de ajo
- ✓ 1 calabaza verde mediana
- ✓ 400 g de espinacas
- ✓ 1½ taza de caldo casero de pollo
- ✓ Sal y pimienta al gusto

Procedimiento

- Derrite la mantequilla en una olla y saltea la cebolla y el ajo.
- Incorpora la calabaza y las espinacas. Saltea de nuevo durante un minuto.
- Añade el caldo de pollo y hierve. Baja la temperatura hasta que el caldo quede ligeramente burbujeando. Tapa y cocina durante 10 minutos a fuego lento o hasta que la calabaza esté suave.
- Licua. Regresa a la olla y salpimienta.

Platillos superpoderosos SDM

Keto-Chili

`2 porciones`

Ingredientes

- ✓ 1 cebolla mediana
- ✓ 4 dientes de ajo
- ✓ 1 chile jalapeño
- ✓ 500 g de carne molida
- ✓ 1 cucharada de comino en polvo
- ✓ ½ cucharadas de chile en polvo
- ✓ 1 cucharadita de orégano seco
- ✓ 1 lata de tomates triturados
- ✓ 1 cucharada de aceite de oliva
- ✓ Sal kosher al gusto
- ✓ Pimienta negra al gusto

Para el umami
- ✓ 1 taza de caldo de pollo
- ✓ 2 cucharadas de salsa de pescado
- ✓ 1 cucharada de salsa de soya baja en sodio
- ✓ 3 cucharadas de puré de tomate
- ✓ 1 cucharadita de cacao al 100%
- ✓ 1 cucharada de vinagre de sidra de manzana

Procedimiento

- Pica la cebolla, los ajos y el jalapeño.
- Cuece la carne. Una vez que haya tomado un color pardo y soltado suficiente jugo separa el líquido y resérvalo.
- Agrega la cebolla, el comino, el chile en polvo y el orégano. Cocina 5 minutos hasta que la mezcla se torne café.
- Agrega los tomates triturados y el umami. Integra muy bien.
- Cocina a fuego lento y espera a que se evapore el jugo y la carne quede espesa.

Para el umami

- Coloca el caldo de pollo en un plato hondo y mezcla la salsa de pescado, de soya, el puré de tomate y el cacao.

Cheeseburger-Keto

2 a 3 porciones

Ingredientes

- √ 600 g de carne molida de res
- √ 200 g de queso manchego rallado
- √ 2 cucharaditas de ajo en polvo
- √ 2 cucharaditas de cebolla en polvo
- √ 2 cucharaditas de pimentón en polvo
- √ 2 cucharadas de orégano seco
- √ 1 cucharadita de mantequilla
- √ Hojas de lechuga al gusto

Procedimiento

- Mezcla todos los ingredientes y forma hamburguesas con la carne. Fríelas en la mantequilla.
- Cubre las hamburguesas con la lechuga, en lugar de pan.
- Puedes complementar con un poco de mayonesa (utiliza nuestra **Keto-Mayonesa, Keto-Ketchup, Keto-Guacamole**), mostaza dijón, pepinillos o chiles jalapeños.

Nota: Trata de que cada hamburguesa tenga 200 gramos, para que rinda para tres raciones. Saliendo de los días de ayuno, yo utilizo 300 gramos por cada hamburguesa.

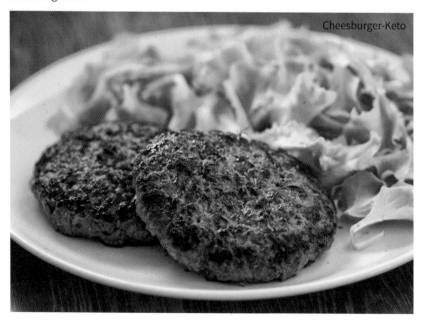
Cheesburger-Keto

Solomillo ruso

`1 porción`

Ingredientes

- ✓ 200 g de solomillo de ternera o filete de res
- ✓ ½ cucharada de mantequilla sin sal
- ✓ ½ cucharada de aceite de oliva
- ✓ ½ de cebolla blanca
- ✓ 1 diente de ajo
- ✓ 1 pizca de tomillo seco
- ✓ 100 g de champiñones
- ✓ 1 cucharada de perejil fresco
- ✓ 2 cucharaditas de agua
- ✓ 3 cucharadas de crema líquida
- ✓ Sal y pimienta al gusto

Procedimiento

- Salpimienta la carne y cocínala a fuego medio y agrega la mantequilla y la mitad del aceite de oliva.
- Saltea la cebolla por 2 minutos. Añade el ajo y el tomillo y saltea un minuto más.
- Sube el fuego, agrega los champiñones y saltéalos con el resto de los vegetales moviendo constantemente.
- Mezcla el agua con la crema y baña la carne. Espolvorea el perejil.

Keto-Pollo

`2 a 3 porciones`

Ingredientes

- ✓ ¼ de taza de tocino picado
- ✓ 4 pechugas de pollo en cubos sin hueso ni piel
- ✓ 1 cucharadita de ajo picado
- ✓ ½ cebolla finamente picada
- ✓ 2 tazas de champiñón blanco
- ✓ 1 taza de crema para batir
- ✓ Perejil al gusto
- ✓ Sal y pimienta al gusto

Procedimiento

- Dora el tocino a fuego alto hasta que quede crujiente.
- Incorpora los cubos de pollo a la sartén y cuece. Salpimienta.
- Retira del fuego el tocino y el pollo. En esa misma sartén, coloca el ajo y la cebolla hasta que se acitronen.
- Incorpora los champiñones hasta que estén bien cocidos. Añade la crema y licua la mezcla. Regresa la salsa a la sartén, incorpora el tocino y el pollo y sirve con perejil al gusto.

Chuleta de cerdo aromática

1 porción

Ingredientes

- ✓ 250 g de chuleta de cerdo con hueso
- ✓ 1 cucharada aceite de oliva
- ✓ 1 cucharadita de mantequilla sin sal
- ✓ 1 pizca de romero fresco
- ✓ ½ limón
- ✓ Sal y pimienta al gusto

Procedimiento

- Adereza la chuleta con sal y pimienta.
- Calienta el aceite a punto de humo. Sella la chuleta por ambos lados.
- Agrega la mantequilla y el romero. Cuece.
- Sirve con gotas de limón.

Pollo a las hierbas

2 porciones

Ingredientes

- ✓ 2 dientes de ajo
- ✓ Romero fresco al gusto
- ✓ Orégano fresco al gusto
- ✓ 1 cucharada de mostaza Dijon
- ✓ ½ limón
- ✓ 1 cucharada de aceite de oliva
- ✓ 500 g de pollo en trozos, con hueso y piel
- ✓ Sal y pimienta al gusto

Procedimiento

- Precalienta el horno a 180°C.
- Mezcla ajo, romero, el orégano, mostaza, la cáscara del limón, el aceite de oliva, la sal y la pimienta. Machaca y unta el pollo.
- Hornea tapado con papel aluminio durante 30 minutos. Quita el papel de aluminio y hornea hasta dorar.

Filete a la plancha

1 porción

Ingredientes

- √ 200 g de filete de res
- √ 1 cucharada de aceite de oliva
- √ 1 cucharadita de mantequilla sin sal
- √ Sal y pimienta al gusto

Procedimiento

- Cocina el filete con aceite de oliva hasta el término deseado. Úntalo con la mantequilla y salpimienta.

Keto-BBQ-Ribs

2 porciones

Ingredientes

- √ 400 g de costillar de cerdo con hueso
- √ Sal y pimienta

Para la salsa BBQ
- √ ½ de cebolla blanca
- √ 1 diente de ajo
- √ 1 pizca de comino
- √ 1 pizca de pimentón dulce
- √ 1 pizca de pimentón picante
- √ 1 cucharadita de eritritol
- √ 1 cucharada de aceite de oliva
- √ 1 cucharadita de vinagre
- √ Sal y pimienta al gusto

Procedimiento

- Salpimienta el costillar y colócalo en un molde para hornear.
- Para la BBQ, mezcla todos los ingredientes con la cebolla y el ajo machacados. Baña el costillar y hornea hasta el término deseado.

Pechuga de pollo hidratada

`1 porción`

Ingredientes

- ✓ 300 g de pechuga de pollo sin hueso y sin piel
- ✓ 2 cucharadas de mantequilla
- ✓ 2 cucharadas de aceite de oliva
- ✓ Sal y pimienta

Procedimiento

- Haz un corte pequeño en el costado grueso de la pechuga, de manera que quede como una bolsa
- Adereza con sal, pimienta y unas gotas de aceite de oliva.
- Rellena el pollo con la mantequilla y cocina hasta el término deseado.

Aguacate relleno

`1 porción`

Ingredientes (rinde una porción)

- ✓ 1 aguacate maduro
- ✓ 150 g de pechuga de pollo cocida y fría
- ✓ 50 g de pimiento rojo
- ✓ ½ cebolla morada
- ✓ Cilantro al gusto
- ✓ 1 cucharada de Keto-Mayonesa
- ✓ 1 cucharadita de mostaza Dijon
- ✓ ½ limón
- ✓ Sal

Procedimiento

- Corta en dos el aguacate y retira el hueso. Saca la pulpa, dejando un poco pegada a la cáscara.
- Revuele la pulpa con el resto de los ingredientes y sirve en la cáscara.

Salmón a la plancha con ejotes

1 porción

Ingredientes

- ✓ 200 g de lomo de salmón
- ✓ ½ cucharada de aceite de oliva
- ✓ 1 cucharada de mantequilla sin sal
- ✓ 120 g de ejotes
- ✓ 1½ cucharada de almendras
- ✓ 1 diente de ajo
- ✓ ½ limón
- ✓ Sal y pimienta al gusto

Procedimiento

- Adereza el salmón con sal al gusto.
- Sella el lomo en una sartén con aceite de oliva por ambos lados.
- Baja el calor y pasa el salmón a un plato con la piel hacia abajo.
- En la misma sartén derrite la mantequilla y agrega el ajo; ahí saltea los ejotes.
- Regresa el salmón, tapa y cocina a fuego bajo por unos minutos.
- Sirve con limón y pimienta al gusto.

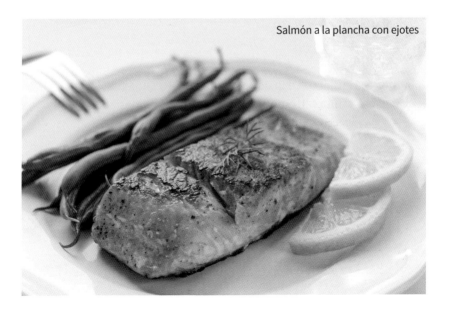

Salmón a la plancha con ejotes

Hamburguesa de salmón

1 porción

Ingredientes

- ✓ 200 g de lomo de salmón sin piel
- ✓ 1 huevo
- ✓ 1 cucharada de cebollín finamente picado
- ✓ 1 diente de ajo
- ✓ ½ cucharada de aceite de oliva
- ✓ 20 g de queso parmesano
- ✓ Una loncha de jamón no industrializado
- ✓ Sal y pimienta al gusto

Procedimiento

- Precalienta el horno a 200°C.
- Procesa el salmón crudo hasta dejar la carne molida gruesa. Luego mézclala con el resto de los ingredientes, menos el jamón.
- Forma las hamburguesas con la mezcla y envuélvelas en el jamón.
- Hornea entre 15 y 20 minutos.

Salmón a la plancha

1 porción

Ingredientes

- ✓ 150 g a 200 g de lomo de salmón con piel
- ✓ 1 cucharada de aceite de oliva
- ✓ Sal y pimienta al gusto

Procedimiento

- Adereza el salmón con aceite de oliva, sal y pimienta.
- Cocina en una sartén, cuidando no cocerlo demasiado.

Pescado blanco con almendras y parmesano

1 porción

Ingredientes

- ✓ 200 g de filete de pescado blanco (el que prefieras)
- ✓ 1 cucharada de mantequilla sin sal
- ✓ 1 cucharada de almendras fileteadas
- ✓ 10 g de queso parmesano
- ✓ ½ limón
- ✓ Sal y pimienta al gusto

Procedimiento

- Precalienta el horno a 170°C.
- Mezcla la mantequilla, las almendras, el queso y la ralladura de limón hasta obtener una masa uniforme.
- Salpimienta el pescado, cúbrelo con la mezcla anterior y hornea de 10 a 12 minutos o hasta que la costra esté dorada.

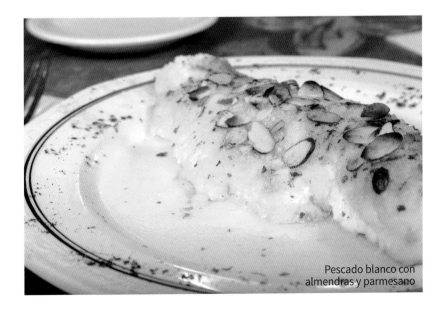

Pescado blanco con almendras y parmesano

Snacks, postres y extras ⬧SDM⬧

Keto-Guacamole

2 porciones

Ingredientes

- ✓ 1 aguacate maduro
- ✓ 1 tomate pequeño
- ✓ ½ cebolla blanca
- ✓ 1 cucharadita de cilantro (hojas y tallos)
- ✓ 1 limón
- ✓ 1 cucharada de aceite de oliva
- ✓ Sal y pimienta al gusto

Procedimiento

- Retira la pulpa del aguacate, pica el resto de los ingredientes, excepto el limón.
- Mezcla todo y agrega el jugo de limón.

Keto-Mayonesa

10 raciones

Ingredientes

- ✓ 2 huevos
- ✓ 1 taza de aceite de oliva extra virgen
- ✓ ½ limón
- ✓ 1 cucharadita de mostaza Dijon
- ✓ Sal al gusto

Procedimiento

- Colocar en el depósito de una batidora primero los huevos y luego el resto de los ingredientes.
- Bate a máxima velocidad, con las aspas de la batidora hasta el fondo y sin subirlas, hasta emulsionar. Luego sube y baja las aspas hasta obtener una textura cremosa.
- Conserva máximo una semana en refrigeración en un envase bien limpio de vidrio.

Keto-Cátsup

10 raciones

Ingredientes

- ✓ 150 g de puré de tomate
- ✓ 1 taza de agua
- ✓ 2 cucharadas de eritritol
- ✓ 1 cucharada de vinagre blanco
- ✓ 1 pizca de sal
- ✓ 1 pizca de cebolla en polvo
- ✓ 1 pizca de ajo en polvo
- ✓ 1 pizca de pimentón dulce
- ✓ 1 pizca de clavo molido

Procedimiento

- Mezcla todos los ingredientes hasta que estén bien integrados.
- Tapa y hierve a fuego bajo durante media hora, cuidando que no se pegue.
- Licua y conserva en refrigeración en un envase de vidrio.

Caldo de pollo keto

4 a 6 raciones

Ingredientes

- ✓ 1 kilo de alas de pollo con piel
- ✓ 2 litros de agua
- ✓ 1 cebolla blanca
- ✓ 1 zanahoria
- ✓ 2 ramas de apio
- ✓ 3 dientes de ajo
- ✓ 2 hojas de laurel
- ✓ 1 cucharadita de semillas de cilantro
- ✓ 1 cucharadita de hojas de cilantro

Procedimiento

- Coloca todos los ingredientes, excepto las hojas de cilantro. Cuece alrededor de una hora, cuidando que el pollo siempre esté cubierto por agua.
- Apaga, retira el pollo y agrega las hojas de cilantro. Tapa y deja reposar 15 minutos.
- Saca los vegetales y deséchalos.
- Quita la grasa de la superficie del caldo y deséchala.
- Guarda herméticamente y aprovecha la carne para otras recetas.

Caldo de huesos

`4 a 6 raciones`

Ingredientes

- ✓ 1.5 kilos de cola de buey
- ✓ Huesos de res
- ✓ 2 cucharadas de vinagre de manzana o jugo de limón fresco
- ✓ Más todos los ingredientes de la receta anterior (excepto las alas de pollo).

Procedimiento

- Repite el procedimiento de la receta anterior y sólo sustituye el pollo por la carne de res y los huesos.
- Aumenta el tiempo de cocción hasta que el caldo esté firme y concentrado.

Bebida hidratante

`Para 1 día`

Ingredientes

- ✓ 1.5 litros de agua (con o sin gas)
- ✓ Jugo de 2 limones
- ✓ ½ cucharadita de sal
- ✓ 1 cucharadita de eritritol o 4 g de stevia en polvo

Procedimiento

- Mezcla todos los ingredientes y pon la mezcla a enfriar.
- Consume durante todo el día.

Galleta de queso

`2 raciones`

Ingredientes

- ✓ 60 g de queso parmesano
- ✓ Pimienta al gusto

Procedimiento

- Precalienta el horno a 250°C
- Forma cuatro montoncitos de queso en una charola para hornear antiadherente y espolvorea con la pimienta.
- Hornea hasta dorar.

Crocante de chocolate

2 porciones

Ingredientes

- ✓ 40 g de chocolate al 90%
- ✓ 40 g de almendras fileteadas
- ✓ Sal gruesa al gusto

Procedimiento

- Derrite el chocolate en el horno de microondas, añade las almendras y forma una capa fina en una charola antiadherente. Esparce la sal.
- Mete al refrigerador hasta que endurezca.
- Corta en dos partes iguales y conserva tapado en el refrigerador.

Choco-Bomba

2 porciones

Ingredientes

- ✓ 40 g de chocolate al 90%
- ✓ 40 g de semillas de calabaza
- ✓ 10 g de cacao nibs
- ✓ 10 g de eritritol
- ✓ Sal gruesa

Procedimiento

- Derrite el chocolate en el horno de microondas y mezcla con el eritritol. Forma una capa fina en una charola antiadherente.
- Esparce las semillas de calabaza, el cacao y la sal.
- Mete al refrigerador hasta que endurezca.
- Corta en dos partes iguales y conserva tapado en el refrigerador.

Keto-Avellana

3 a 4 porciones

Ingredientes

- ✓ 30 g de avellanas naturales
- ✓ 40 g de chocolate al 90%
- ✓ 25 g de mantequilla sin sal
- ✓ 15 g de cacao en polvo sin azúcar
- ✓ 5 ml de esencia de vainilla
- ✓ 10 g de eritritol
- ✓ Sal

Procedimiento

- Precalienta el horno a 180°C.
- Coloca las avellanas en una bandeja antiadherente y hornea por 5 minutos hasta dorar. Luégo trabájalas en un procesador hasta obtener una textura pastosa. Derrite en el microondas el chocolate junto con la mantequilla y mezcla. Hazlo en intervalos de medio minuto hasta que estén bien derretidos. Añade el resto de los ingredientes e integra. Junta las avellanas y la mezcla anterior y lleva al procesador hasta obtener una mezcla suave.
- Conserva en un envase de vidrio en le refrigerador.

Keto-Panquecitos

2 porciones

Ingredientes

- ✓ 100 g de harina de almendras
- ✓ 40 g de eritritol
- ✓ 2.5 g de polvo para hornear
- ✓ 0.5 g de sal
- ✓ 25 g de mantequilla sin sal
- ✓ 100 ml de leche de entera
- ✓ 1 huevo
- ✓ 2 ml de esencia de vainilla
- ✓ 60 g de arándanos

Procedimiento

- Precalienta el horno a 200°C.
- Engrasa con mantequilla moldes para panquecitos.
- Mezcla la harina de almendras, el polvo de hornear, el eritritol y la sal. Bate por separado el huevo, la leche y la vainilla hasta integrarlos. Une en la licuadora la primera mezcla con la mantequilla derretida. Bate todas las mezclas hasta obtener una consistencia espesa. Llena los moldes y distribuye los arándanos.
- Hornea durante 20 minutos o hasta que estén bien cocidos.

Choco-Cocada

2 porciones

Ingredientes

- ✓ 40 g de coco rallado
- ✓ 1 clara de huevo
- ✓ 20 g de eritritol
- ✓ Una pizca de sal
- ✓ 1 ml de esencia de vainilla
- ✓ 10 g de chocolate al 90%
- ✓ 15 ml de aceite de coco

Procedimiento

- Precalienta el horno a 180°C.
- Bate la clara de huevo, el eritritol, la vainilla y la sal hasta hacer espuma. Añade el coco rallado e integra todo muy bien. Colocar pequeños montoncitos de la mezcla en una bandeja para hornear. Hornear durante 15 minutos o hasta que comiencen a dorar. Dejar enfriar.
- Derrite el chocolate y el aceite de coco en el microondas. Sumerge la mitad de cada coquito en el chocolate y mete en el refrigerador hasta que se endurezca el chocolate.

Snacks que no necesitan preparación

Chocolate al 90% de cacao
Aceitunas
Huevo cocido

Atún enlatado en aceite de oliva
Frutos secos o semillas
Fresas frescas

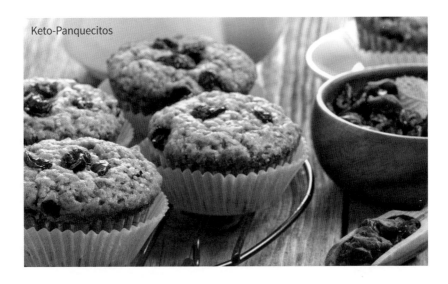
Keto-Panquecitos

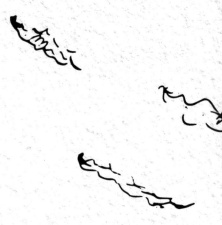

SEXTA PARTE

LA CONSAGRACIÓN
EJERCICIO

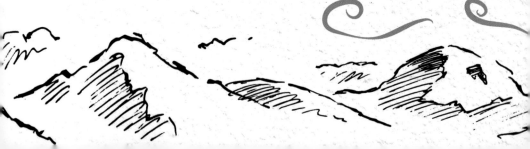

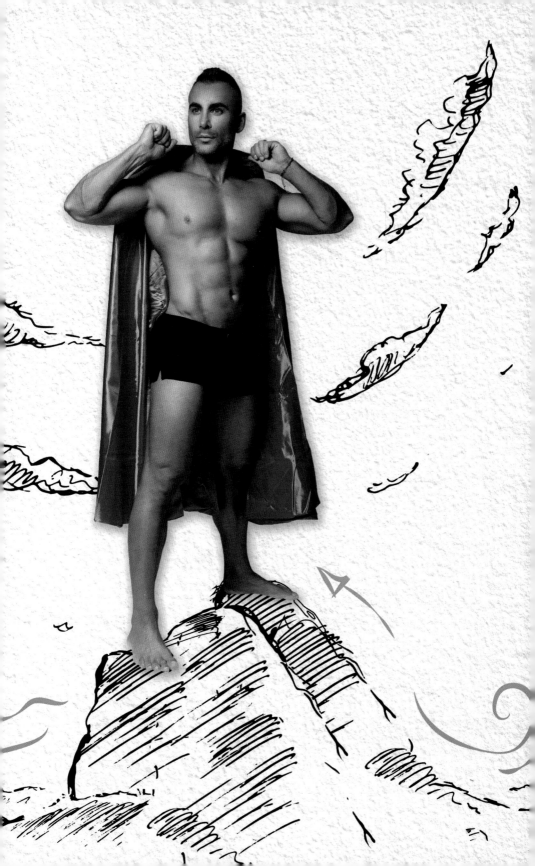

Reto 21, tu entrenador en casa

*Para llegar alto debes tener una buena base.
Bajar de peso sólo es un paso para llegar a la SALUD.
La salud es un plan de largo plazo, y los atajos suelen
terminar en callejones sin salida.*

La mayoría de los programas de entrenamiento hacen mucho énfasis en desarrollar tu fuerza o resistencia, pero muy poco en **mejorar tu movimiento**. El resultado es exceso de ejercicio y carencia de movimiento. Este desequilibrio deriva en lesiones, dolores y estancamiento. Si la base falla, la pirámide se tambalea.

El entorno moderno ofrece pocas opciones de movimiento. Malas posturas, muchas horas sentados y deportes repetitivos van limitando tu libertad de movimiento. Tus caderas y hombros se vuelven rígidos, tus músculos se desequilibran, tus patrones de movimiento se atrofian. Sin darte cuenta, te vuelves vulnerable a las lesiones y al dolor. Para resolver la situación, muchos empiezan a entrenar. Sin duda una acción loable, pero arriesgada. Entrenar con carencias de movimiento puede empeorar la situación.

Añadir intensidad sobre una disfunción magnifica el problema.

¿Cuál es la solución? **Empezar con unos cimientos sólidos, aplicando la Pirámide R21 para bajar de peso y ganar salud.**

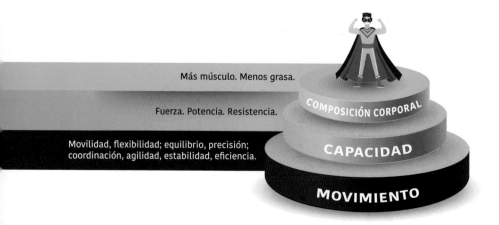

Más músculo. Menos grasa.

Fuerza. Potencia. Resistencia.

Movilidad, flexibilidad; equilibrio, precisión; coordinación, agilidad, estabilidad, eficiencia.

COMPOSICIÓN CORPORAL

CAPACIDAD

MOVIMIENTO

R21 pretende optimizar tu cuerpo desde la base. Mejorará tus capacidades y tu físico, pero construyendo a la vez una base estable y duradera. **Convertirá tu cuerpo en tu escudo.** Te fortalecerá y protegerá contra las lesiones y dolores habituales.

El movimiento, la base

La calidad de tu movimiento determina la calidad de tu vida. R21 es un programa de entrenamiento para bajar de peso, pero también de movimiento. Te ofrece pequeñas dosis de acción diaria, que tendrán un gran retorno. Al igual que tu cuerpo requiere múltiples nutrientes, necesita múltiples tipos de movimiento. Los ejercicios tradicionales son necesarios, pero cubren sólo una pequeña parte de los requerimientos. R21 cubre tus necesidades de movimiento de tres maneras: calentamiento, movilidad y Flow-Piso.

Calentamiento

Además de los típicos ejercicios de cardio ligero para aumentar la temperatura corporal, quemar calorías rápidamente y activar la circulación, R21 incluye ejercicios que preparan tus articulaciones y grupos musculares principales. Practicarás también diferentes métodos de locomoción, que requieren **coordinación entre extremidades superiores e inferiores**, involucrando tu sistema propioceptivo y ganando agilidad. No te llevará más de 5-6 minutos, pero tendrá un efecto doble:

- Reducir lesiones al entrenar con un cuerpo más preparado y consciente.
- Mejorar resultados. Usar rangos de movimiento completos y libres produce mayores ganancias de fuerza y músculo.

Movilidad

El estilo de vida moderno tensa y acorta ciertos músculos, debilitando otros. Estos desequilibrios derivan en lesiones, mala postura y dolores a largo plazo.

R21 combina posturas milenarias de yoga con técnicas modernas de movilidad.

Así es que, aun cuando tu entorno te debilita, R21 te activa, te baja de peso y te rehabilita. Trabajarás hombros y caderas para recuperar sus rangos de movimiento originales.

Flow-Piso

R21 incluye una sesión semanal de Flow, o movimiento libre.

Los ejercicios habituales desafían tus músculos, pero no tu cerebro. Su mecánica es sencilla y repetitiva. Las sesiones de Flow te obligan a crear un plan motor más complejo. Tu sistema nervioso se verá obligado a mejorar su coordinación, equilibrio y agilidad. **Aprenderás a transitar entre diferentes patrones de movimiento**, cada uno de ellos fluyendo sin pausa hacia el siguiente. Tu mente se integrará en el entrenamiento, se fusionará con tu cuerpo.

Muchas lesiones no se producen por restricciones físicas, sino neuronales: no se activan a tiempo los músculos estabilizadores, no se coordinan los agonistas con los antagonistas, se pierde el equilibrio al cambiar de postura...

Al requerir más concentración fortalecerás el cableado neuronal encargado del movimiento, mejorando tu control motor y ganando conciencia sobre la situación de tu cuerpo en el espacio.

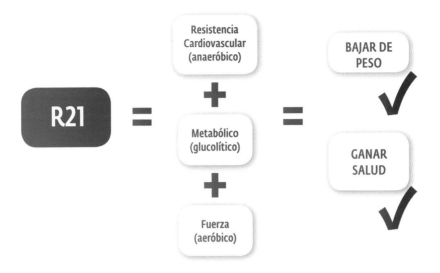

Composición corporal, la consecuencia inevitable

No sólo te sentirás y moverás mejor, tu cuerpo cambiará. *la forma sigue a la función*. R21, acompañada de la alimentación adecuada, te permitirá ganar fuerza y músculo de manera progresiva, a la vez que pierdes grasa. Tendrás un cuerpo funcional y bonito.

Comienza desde cero, y realiza de forma progresiva todos los entrenamientos. Importante: debes cumplir los tiempos marcados y repeticiones. Después, según tus objetivos, podrás hacer más énfasis en unas sesiones u otras. Una vez que tengas R21, es tuyo para siempre.

PREGUNTAS TÍPICAS

¿Qué material necesito?

- Lo único imprescindible es una barra de dominadas o algún sitio donde colgarte. Puede ser una puerta.

- Una silla de madera o banco.

- En algunos ejercicios recomendamos peso adicional, pero puedes simplemente cargar una mochila con libros o usar objetos como una botella de agua.

- Si tienes una pesa rusa podrás sacarle más partido al programa. Si no, te propondremos ejercicios alternativos.

- Mancuernas de 5 libras para las mujeres y 10 libras para los hombres.

- Tapete, toalla y agua. Esto es todo

R21 ES PARA SIEMPRE

El mismo ejercicio se puede hacer de otra manera también:
1. Reducir el tiempo de descanso
2. Aumentar el número de sets
3. Aumentar el número de repeticiones
4. Realizarlo más rápido (alto grado de combustión)
5. Hacerlo más lento (construir fuerza)
6. Modificar ejercicios para hacerlos más desafiantes

Desarrollo del sistema R21

3 NIVELES

BÁSICO					
SEMANA	DÍA	NOMBRE	TIEMPO por set	OBJETIVO	SESIÓN
1	1	Calentando motores	14 min	Evaluaremos nivel	Metabólica
1	2	Adrenalina	14 min	Evaluaremos core	Fuerza
1	3	Los caminantes	14 min	Evaluaremos piernas	Potencia
1	4	La pirámide de la transformación	14 min	Evaluación resistencia	Combinados
1	5	El abdomen de Bruce Lee	14 min	Tonificar abdomen	Abdomen
1	6	Paraiso o infierno	14 min	Full body	Metabólica
1	7	RETO 1 La pirámide de 12 pasos para burpees	14 min	RETO	Combinados

Para poder pasar a nivel intermedio necesitas hacer el **Reto1 Básico** en **Nivel 3**. Repite el Sistema Básico hasta llegar a Nivel 3.

NOTA: Dejé los nombres de los ejercicios en inglés que es el termino original para evitar confusiones. De todas formas se pueden checar en mis videos, siguiendo el código QR de cada página, para realizarlos.

INTERMEDIO					
SEMANA	DÍA	NOMBRE	TIEMPO por set	OBJETIVO	SESIÓN
2	1	Quemador de llantas	14 - 21 min	Activar la quema natural	Metabólica
2	2	Fuerza rebelde	14 - 21 min	Activar fuerza muscular	Fuerza
2	3	El lado luminoso de la fuerza	14 - 21 min	Estabilidad y potencia	Potencia
2	4	Transportador 3 x 1	14 - 21 min	Fuerza, potencia, cardio en 1	Combinados
2	5	Total Abs	14 - 21 min	Tonificar abdomen	Abdomen
2	6	Purgatorio	14 - 21 min	Full body	Metabólica
2	7	RETO 1-1000 pesos	14 - 21 min	RETO	Combinados

 Para poder pasar a nivel avanzado necesitas hacer el **Reto1 Intermedio** en **Nivel 3**. Repite el Sistema Intermedio hasta llegar a Nivel 3.

AVANZADO					
SEMANA	DÍA	NOMBRE	TIEMPO por set	OBJETIVO	SESIÓN
3	1	Guardaespaldas	21 min	Activar la quema natural	Metabólica
3	2	Parados de manos	21 min	Activar fuerza muscular	Fuerza
3	3	El perdón	21 min	Máxima potencia	Potencia - combinadas
3	4	Transportador 6 x 1	21 min	Fuerza, cardio, tono	Combinados
3	5	V de Abs y Boxer Abs	21 min	Tonificar abdomen	Abdomen
3	6	La pirámide del infierno	21 min	Full body - Reto	Metabólica
3	7	Ya eres un R21	21 min	RETO	Combinados

ESTIRAMIENTO PREVIO

15 a 20 seg cada uno

Se recomienda hacer estiramiento antes del ejercicio

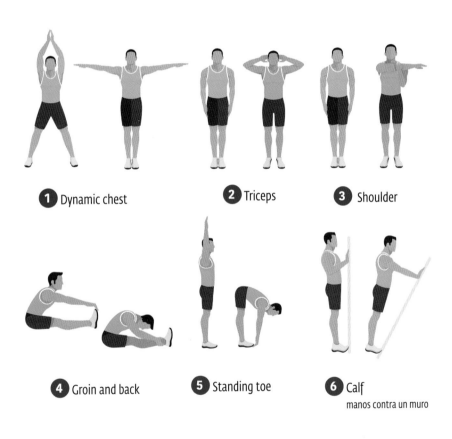

1 Dynamic chest

2 Triceps

3 Shoulder

4 Groin and back

5 Standing toe

6 Calf
manos contra un muro

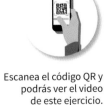

Escanea el código QR y podrás ver el video de este ejercicio.

BÁSICO

Semana 1 - Día 1

CALENTANDO MOTORES

30 seg de ejercicio x 30 seg de descanso
Nivel 1 = 3 sets Nivel 2 = 4 sets Nivel 3 = 6 sets
Descansa 3 min entre cada set

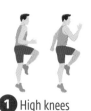 **1** High knees

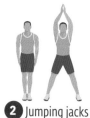 **2** Jumping jacks

 3 Squats

 4 Lunges

 5 Plank leg raises

 6 Climbers

 7 Bicycle crunches

 8 Leg raises

 9 Knee pull-ins

 10 Push-ups

Éste es un entrenamiento de intervalos. Se prepara el sistema para quemar grasa.

Objetivo: evalurás tu rendimiento físico para colocarte en el nivel que te corresponde.

Rutina: metabólica. Entrenamiento de cuerpo entero, sistemas aeróbicos y cardiovasculares y trabajo de brazos, piernas, glúteos y abdominales.

Consejos: Para obtener la máxima recuperación en el descanso de 30 segundos ponte en cuclillas, con el cuerpo flojo. Doblando el cuerpo de esa manera podrás reducir la distancia que la sangre tiene entre el corazón y tus extremidades y maximizar la recuperación entre los ejercicios.

BÁSICO

ADRENALINA

| Nivel 1 = 12 repeticiones |
| Nivel 2 = 21 repeticiones |
| Nivel 3 = 33 repeticiones |
| Nivel 1 = 3 sets |
| Nivel 2 = 4 sets |
| Nivel 3 = 6 sets |
| Descansa 1 min entre cada set |

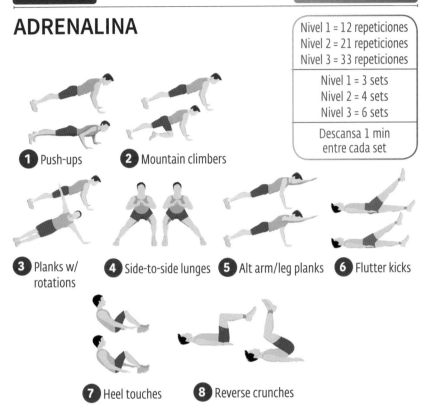

1 Push-ups **2** Mountain climbers

3 Planks w/ rotations **4** Side-to-side lunges **5** Alt arm/leg planks **6** Flutter kicks

7 Heel touches **8** Reverse crunches

Entrenamiento de cuerpo entero para sudar. La adrenalina hace honor a un su nombre, ya que permite trabajar todos los grupos musculares.

Objetivo: fortalecer core.

Rutina: fuerza. Trabajo de pecho, tríceps, bíceps, abdominales, espalda baja inferiores, abdominales laterales, aductores, glúteos, cuádriceps, deltoides, abdominales superiores, abdominales núcleo.

Consejos: realizar flexiones con los abdominales tensos y el cuerpo totalmente recto. Tensa los abdominales inferiores cuando realices toques de tacón (7), patadas aleteo (6) y abdominales inversos (8).

BÁSICO

LOS CAMINANTES

> Nivel 1 = 3 sets
> Nivel 2 = 5 sets
> Nivel 3 = 7 sets
>
> Descansa 2 min
> entre cada set

40 High knees

10 Jumping jacks

20 Wood choppers

40 Climbers

10 Plank jump-ins

40 seg One leg stand

20 Sprinters

10 Knee crunches

20 Flutter kicks

Sobrevivir durante la carrera de la vida no es tarea fácil. Si hoy te pido que camines o corras 10 K no estarías preparado. Es necesario un poder muscular y resistencia para hacerlo. Este entrenamiento ayuda a llegar allí.

Objetivo: fortalecer piernas.

Rutina: potencia. Para uso de un corredor o futuro maratonista. Trabajamos los abdominales inferiores, pantorrillas, tobillos, abdominales laterales, ABS, núcleo.

Consejos: al ejecutar los leñadores (wood choppers), debes llegar lo más profundo y debajo de tus rodillas para elevar tu cuerpo. Podemos agregar peso.

BÁSICO

LA PIRÁMIDE DE LA TRANSFORMACIÓN

Nivel 1 = 4 sets
Nivel 2 = 6 sets
Nivel 3 = 9 sets

Descansa 2 min
entre cada set

Tal vez sólo puedas
1 set la primera semana

50 Jumping jacks

40 High knees **40**

30 Mountain climbers **30**

20 Squats **20**

10 Plank jump-ins **10**

Los entrenamientos en pirámide son muy buenos, ya que trabajan sistemas superpuestos de esfuerzos que ponen en jaque a tu cuerpo. Sistema cardiovascular, anaeróbicos y aeróbicos para lograr la máxima resistencia grave.

Objetivo: evaluaremos resistencia. Tal vez sólo puedas realizar un set la primera semana.

Rutina: combinada. Sistema cardiovascular, sistema anaeróbico, sistema aeróbico. Trabaremos cuádriceps, hombros, pecho, tríceps, bíceps, abdominales, abdominales inferiores.

Consejos: el truco para conseguir los máximos beneficios aquí es comenzar con la misma intensidad (aproximadamente el 75% de lo que normalmente puedes hacer) y mantenerla. De esa manera no caerás en la trampa de quemar energía en la base y podrás llegar con efervescencia a la punta de la pirámide.

BÁSICO

EL ABDOMEN DE BRUCE LEE

> Nivel 1 = 3 repeticiones
> Nivel 2 = 5 repeticiones
> Nivel 3 = 7 repeticiones
>
> Descansa 2 min
> entre cada set

1 Russian twist   **2** Leg raises

3 Crunches   **4** Heel touches   **5** Modified V-sits   **6** 100s

Bruce Lee perfeccionó su abdomen a través de una rutina intensa. Podrás realizar este entrenamiento 3 veces por semana cuando adquieras fuerza. Un abdomen fuerte puede cambiar todo el poder del cuerpo.

Objetivo: trabajo intenso de abdomen. Tal vez sólo puedas realizar un set la primera semana.

Rutina: combinación de abdomen. Trabajaremos abdominales superiores, laterales, bajos, base, y cuádriceps.

Consejos: Bruce Lee fue reconocido por sus explosivos movimientos de artes marciales. Hay que hacer todos los ejercicios tan rápido como sea posible, subiendo tu nivel de intensidad personal, exhalando rápido y fuerte en el punto de máxima tensión muscular.

BÁSICO

INFIERNO O PARAÍSO

Nivel 1 = 3 sets
Nivel 2 = 5 sets
Nivel 3 = 7 sets

Descansa 3 min
entre cada set

50 High knees   **30 seg** Elbow plank   **20** Cycling crunches   Round 1

50 Jumping jacks   **20** Planks w/ rotations   **20** Leg raises   Round 2

50 High knees   **20** Plank leg raises   **20** Flutter kicks   Round 3

50 Jumping jacks   **20** Planks jump-ins   **20** Scissors   Round 4

Éste es el tipo de entrenamiento que te llevará fuera de tu rutina. Puede haber dolor, pero habrá también recompensa.

Objetivo: trabajo *full body* con resistencia.

Rutina: metabólica. Trabajaremos ABS inferior, central, abdominales, pantorrillas, abdominales laterales, glúteos, pecho, tríceps, la capacidad aeróbica, flexores de la cadera delanteros, sistema cardiovascular.

Consejos: Cuando realices las rodillas altas (High knees), trata de llevar las articulaciones hasta la altura de la cintura, de esta manera se trabajan los abdominales inferiores, así como las pantorrillas.

BÁSICO

RETO 1
LA PIRÁMIDE DE
12 PASOS PARA BURPEES

> Nivel 1 = 1 sets
> Nivel 2 = 3 sets
> Nivel 3 = 5 sets
>
> Descansa 3 min
> entre cada set

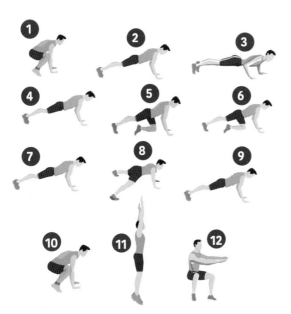

3 burpees	60 seg descanso
2 burpees	45 seg descanso
1 burpees	30 seg descanso
5 burpees	60 seg descanso
4 burpees	40 seg descanso
3 burpees	35 seg descanso
10 burpees	60 seg descanso
5 burpees	30 seg descanso
4 burpees	20 seg descanso
10 burpees	60 seg descanso
3 burpees	10 seg descanso
2 burpees	

> Nota:
> Esta secuencia va
> del ejercicio 1 al 12
> en orden.

Éste es un super conjunto de ejercicios. El programa de 12 pasos para un *burpee* perfecto puede ser practicado en cualquier lugar que tenga un poco de espacio en el suelo, haciendo de esta la rutina de ejercicios perfecta para realizar cuando viajes.

Objetivo: Reto 1. Rutina de autoevaluación.

Rutina: combinada. Trabajaremos pecho, tríceps, abdominales inferiores, espalda baja, glúteos, cuádriceps.

Consejos: Mantén los abdominales inferiores tensos y la espalda paralela al suelo. No dejes que se suba y baje.

INTERMEDIO

Semana 2 - Día 1

QUEMADOR DE LLANTAS

30 seg de ejercicio x 30 seg de descanso
Nivel 1 = 3 sets Nivel 2 = 5 sets Nivel 3 = 7 sets
Descansa 2 min entre cada set

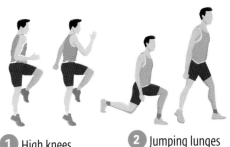

1. High knees
2. Jumping lunges

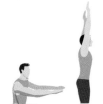
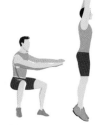
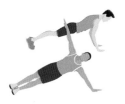

3. Jumping jacks
4. Jump squats
5. Plank with rotation

Éste es un entrenamiento para quemar grasa y quemar calorías, además de poner en funcionamiento la grasa acumulada. Recuerda, la grasa es energía.

Objetivo: quemar grasa de forma natural durante 48 horas.

Rutina: metabólica. Trabajaremos piernas, abdominales, hombros y el sistema cardiovascular.

Consejos: recuerda respirar profundo durante toda tu oxigenación de los músculos, lo que permite quemar combustible tan eficientemente como sea posible.

Semana 2 - Día 2

FUERZA REBELDE

20 seg de ejercicio x 20 seg de descanso
Nivel 1 = 3 sets Nivel 2 = 6 sets Nivel 3 = 9 sets
Descansa 2 min entre cada set

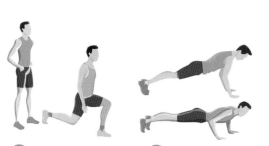

1 Lunges

2 Push-ups

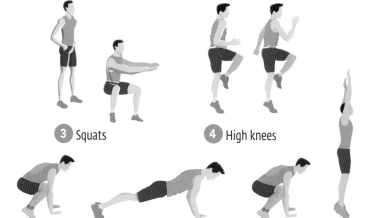

3 Squats

4 High knees

5 Burpees

Objetivo: trabajo de fuerza y cardiovascular.

Rutina: piernas, hombros, pecho, tríceps, bíceps, abdominales, deltoides, abdominales inferiores.

Consejos: ejecuta *burpees* en un movimiento fluido, teniendo la mayor parte del peso del cuerpo sobre los hombros y metiendo las rodillas debajo de ti para evitar el rebote hacia arriba y abajo de tu espalda baja.

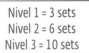 **Semana 2 - Día 3**

EL LADO LUMINOSO DE LA FUERZA

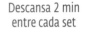
Nivel 1 = 3 sets
Nivel 2 = 6 sets
Nivel 3 = 10 sets

Descansa 2 min
entre cada set

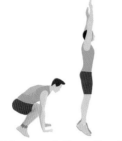

20 Low squat / jump thrust

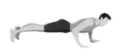

30 seg Push-up plank

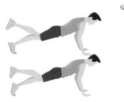

10 Raised leg push-ups

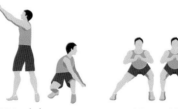

20 Wood choppers

20 Low side-to-side lunges

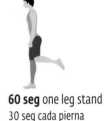

60 seg one leg stand
30 seg cada pierna

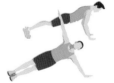

20 Sit ups

20 Side jackknives

20 Planks w/ rotations

Debes convertirte en un superhéroe luminoso, con precisión en movimiento. Se requiere delicadeza, estabilidad y fuerza para ser un superhéroe de la luz.

Objetivo: potencia con fuerza y estabilidad.

Rutina: potencia. Pantorrillas, pecho, antebrazos, tríceps, bíceps, deltoides, glúteos, abdominales laterales, aductores, ABS, núcleo.

Consejos: es muy útil imaginar que estás empuñando un sable de luz durante los ejercicios.

INTERMEDIO   Semana 2 - Día 4

TRANSPORTADOR 3 X 1

Nivel 1 = 3 sets
Nivel 2 = 5 sets
Nivel 3 = 7 sets

Descansa 2 min
entre cada set

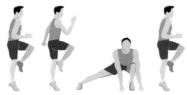

40 High knees   deep side lunge   **40** High knees   deep side lunge

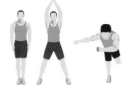

20 Jumping jacks   jump to the side   **20** Jumping jacks   jump to the side

40 High knees   jump knee tuck   **40** High knees   jump knee tuck

Es un entrenamiento de fuerza, potencia y cardio, que alterna la carga de los músculos entre los movimientos concéntricos y excéntricos, impacto de nivel medio y alto impacto. Como resultado, desafía la aptitud fascial muscular y ayuda a desarrollar el tipo de poder explosivo que transforma su rendimiento físico.

Objetivo: fuerza, potencia, cardio.

Rutina: combinada, enfoque *full body*, con endurecimiento.

Necesitas realizar esta rutina con los descansos adecuados para poder completarla. Esta rutina implica intensidad en tus explosiones y alta resistencia cardiovascular.

INTERMEDIO　　　　　　　Semana 2 - Día 5

TOTAL ABDOMEN

30 seg de ejercicio x 30 seg de descanso
Nivel 1 = 3 sets Nivel 2 = 6 sets Nivel 3 = 10 sets
Descansa 2 min entre cada set

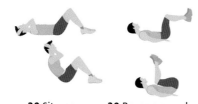

20 Sit-ups　　**20** Reverse crunches

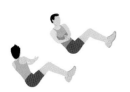
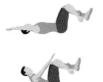

20 Sitting twist　　**20** High crunches　　**20** Knees crunches　　**20** Knees to elbow crunches

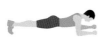

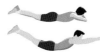

20 seg Elbow plank　　**20 seg** Side elbow plank　　**5** Back extensions

Una pared abdominal fuerte es tu arma secreta. No sólo te hace sentir bien y lucir bien, se convierte en un multiplicador en todo lo que haces. Debido a que los abdominales se utilizan para transferir el poder de la parte inferior del cuerpo a la superior y viceversa. Una pared abdominal fuerte permite que esto suceda con la mínima cantidad energía. Cuando hayas hecho Total ABS, correrás más rápido, levantarás más peso y te sentirás más fuerte.

Objetivo: trabajo de abdomen.

Rutina: enfoque en abdomen. Cardio con abdomen.

Cuida tu espalda baja al realizar los ejercicios en piso.

INTERMEDIO

Semana 2 - Día 6

PURGATORIO

Nivel 1 = 3 sets
Nivel 2 = 5 sets
Nivel 3 = 7 sets
Descansa 2 min entre cada set

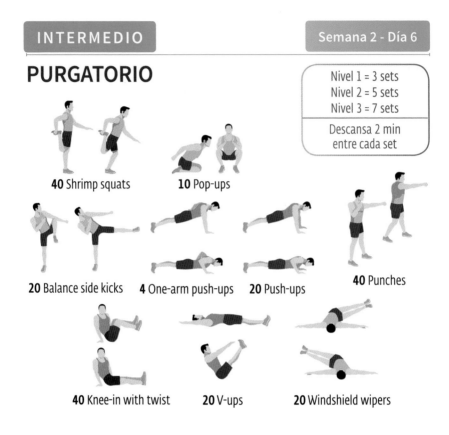

40 Shrimp squats

10 Pop-ups

20 Balance side kicks

4 One-arm push-ups

20 Push-ups

40 Punches

40 Knee-in with twist

20 V-ups

20 Windshield wipers

Hay días en los que anhelas un entrenamiento que haga sentirte drenado, sudoroso, jadeante y que te ganaste tu comida, y hasta pedir postre también. El entrenamiento Purgatorio es de una dificultad de nivel intermedio, casi avanzado, eso significa que tu condición física está progresando. Fuerza, dureza, balanza y test de coordinación.

Objetivo: trabajar tu coordinación, fuerza y resistencia física.

Rutina: metabólica.

Ten cuidado con tu técnica en cada ejercicio.

INTERMEDIO

RETO 2 -1000 PESOS

Nivel 1 = 1 set
Nivel 2 = 1 set
Nivel 3 = 1 set

Haz tantas repeticiones de cada ejercicio como puedas hasta completar la serie, descansa 2 min y vuelve al ejercicio hasta que sumes 1000 repeticiones realizadas entre todas.

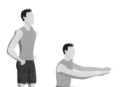

1 Squats

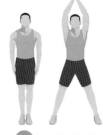

2 Jumping jacks

3 Hop heel clicks

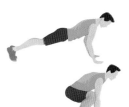

4 Plank jump-ins

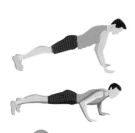

5 Push-ups

6 Sit-ups

Objetivo: Reto 2. Rutina de autoevaluación.

Rutina: combinada.

Consejos: asegúrate de llevar las rodillas hacia el pecho. Puedes hacer trampa y realizar las mil repeticiones durante todo el día.

AVANZADO

Semana 3 - Día 1

GUARDAESPALDAS

Puedes descansar
30 seg entre ejercicio
si lo necesitas

Nivel 1 = 3 sets
Nivel 2 = 5 sets
Nivel 3 = 7 sets

Descansa 2 min
entre cada set

20 Push-ups

40 Squats

40 Sit-ups

40 Punches

40 Lunges

40 Flutter kicks

20 Push-ups

40 Front kicks

40 Scissors

La resistencia es la capacidad de los músculos para trabajar lo más largo y duro que puedas en tiempo y fuerza.
Como cualquier otra habilidad atlética, se puede desarrollar. El entrenamiento del Guardaespaldas te ayuda a
desarrollar la capacidad de hacer trabajo sostenido y de
alta energía.

Objetivo: quemar grasa con máxima resistencia.

Rutina: metabólica.

AVANZADO

Semana 3 - Día 2

PARADOS DE MANOS

Puedes descansar 30 seg entre ejercicio si lo necesitas
Nivel 1 = 3 sets Nivel 2 = 5 sets Nivel 3 = 7 sets
Cuando hayas llegado a Nivel 3, realizar 10 parados de mano al día

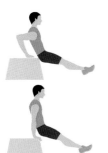

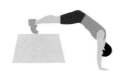

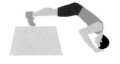

20 Tricep dips
60 seg de descanso entre sets

10 Raised pike push-ups
60 seg de descanso entre sets

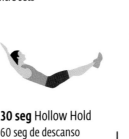

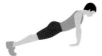

30 seg Box walk
60 seg de descanso entre sets

30 seg Reverse grip plank
60 seg de descanso entre sets

30 seg Hollow Hold
60 seg de descanso entre sets

En realidad no estamos destinados a pararnos de manos, por lo que este ejercicio requiere una gran cantidad de otros grupos musculares para hacer que suceda. Los parados de manos ocupan todo el cuerpo.

Objetivo: lograr tono muscular en parte superior del cuerpo.

Rutina: trabajo sostenido de tren superior.

Si eres principiante, debes tener mucho cuidado. No intentes realizar esta rutina si no te sientes fuerte y seguro.

AVANZADO

EL PERDÓN

Nivel 1 = 5 sets
Nivel 2 = 7 sets
Nivel 3 = 10 sets

Descansa 2 min
entre cada set

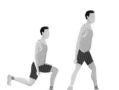

15 seg Lunges

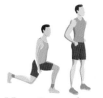

15 seg Reverse lunges

30 seg High knees

15 seg Push-ups

15 seg Punches

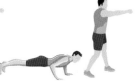

30 seg Push-ups + punches

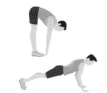

15 seg Plank walk-outs

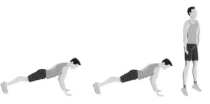

15 seg Plank hold   **15 seg** Basic burpee w/ jump

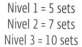

El Perdón es una especie de lucha contra tu propio cuerpo. Pídele perdón antes de comenzar porque trabajarás fuerza, con potencia y resistencia. A prueba desde el primer set.

Objetivo: lograr tono muscular *full body*.

Rutina: fuerza superior.

AVANZADO

Semana 3 - Día 4

TRANSPORTADOR 6 X 1

Nivel 1 = 5 sets
Nivel 2 = 7 sets
Nivel 3 = 10 sets

Descansa 2 min
entre cada set

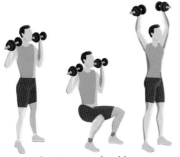

20 combos Squat + shoulder press

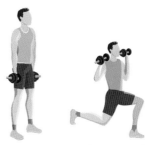

20 combos Lunge + hammer curl

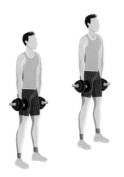

20 Calf raises

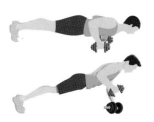

20 Renegade row push-ups

Transportador 6 x1 es un entrenamiento para cualquier persona que tiene un par de mancuernas de 5kg + (10 libras +) como un peso mínimo y está listo para hacer un trabajo de alta resistencia. Éste es un entrenamiento de fuerza para tener músculos más fuertes, con cardio y resistencia

Objetivo: lograr tono muscular *full body*.

Rutina: combinada.

AVANZADO **Semana 3 - Día 5**

V DE ABS + BOXER ABS

V DE ABS

V DE ABS
Nivel 1 = 20 seg
Nivel 2 = 30 seg
Nivel 3 = 60 seg
BOXER ABS
Nivel 1 = 3 sets
Nivel 2 =4 sets
Nivel 3 = 5 sets
Descansa 2 min entre cada set

1 Boat pose hold

2 One Leg raises 90 grados

3 Boat pose hold

4 Boat hold flutter kicks (slow)

5 The rock

6 Leg raises 90 grados

BOXER ABS

30 Sit-up punches

30 Sitting punches

30 Knee-ins & twists

30 Flutter kicks

30 Scissors

30 Butt-ups

V de ABS es una sesión de ejercicios abdominales frontales. Y Boxer ABS se ocupa de los cuatro grupos de músculos abdominales.

Objetivo: quemar y marcar abdomen.

Rutina: abdomen.

AVANZADO

LA PIRÁMIDE
DEL INFIERNO

Nivel 1 = 1 set
Nivel 2 = 2 sets
Nivel 3 = 3 sets
Cada set equivale a subir
y bajar la pirámide

Descansa 2 min
entre cada set

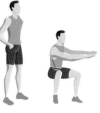

① Pull-ups **x 1**   ② Push-ups **x 2**   ③ Squats **x 5**

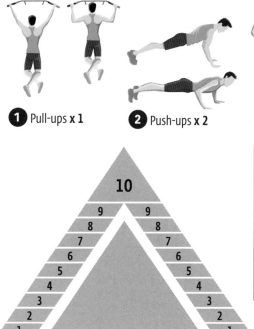

Multiplica cada
número de la
pirámide por
el múltiplo del
ejercicio. Continúa
hacia arriba sin
descansar y luego
desciende.
Habrás hecho un set.

"Pirámide" y "formación" se unen en un trabajo duro hacia la cima. A medida que subes también lo hacen el número de repeticiones que tienes que realizar. Es una prueba de resistencia, fuerza y dureza mental. El objetivo es completar la pirámide de seis pasos, hasta poder realizar la pirámide de 10 pasos.

Objetivo: prueba de resistencia, de fuerza, de cardio.

Rutina: metabólica.

AVANZADO   **Semana 3 - Día 7**

RETO 3
YA ERES UN R21

Nivel 1 = 10 rep / 3 sets
Nivel 2 = 20 rep / 5 sets
Nivel 3 = 30 rep / 7 sets

Descansa 2 min
entre cada set.
Puedes seguir con 40
o 50 rep en 4 sets.

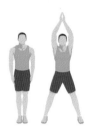 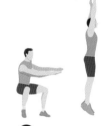

 1 Jumping jacks    **2** Jump squats

  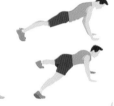 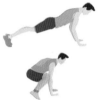

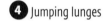 **3** High knees   **4** Jumping lunges   **5** Plank jacks   **6** Plank knee-ins

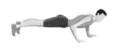

 7 Burpees

Todo es cuestión de rendimiento y ya has llegado a tu punto máximo. Necesito tus últimas 100 repeticiones con sistema aeróbico y anaeróbico.

Objetivo: prueba final de fuerza y de cardio.

Rutina: combina sistema aeróbico, anaeróbico, quads, pecho, bíceps, tríceps, abdominales, abdominales inferiores.

Consejos: aguanta el ejercicio. Sentirás agotamiento, pero puedes manejar tus descansos.

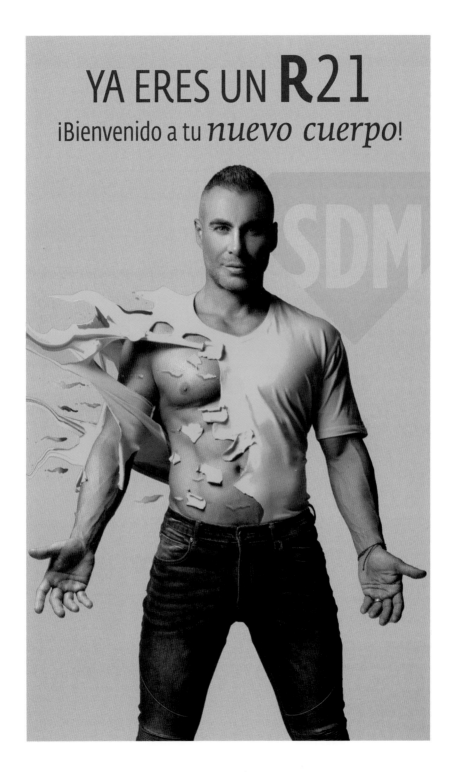

AVANZADO #RETOGluteosDeAcero

Aquí viene un BONUS de ejercicios especialmente diseñados para los glúteos, ¿interesado? Apúntate a este #RETOGluteosDeAcero.

CALENTANDO POMPIS

Comienza con 3 minutos hacia la derecha y 3 minutos hacia la izquierda, por 9 minutos totales de cada pierna

El buen equilibrio requiere un gran apoyo de los glúteos. El entrenamiento está diseñado para ayudarte a desarrollar el tipo de equilibrio que marca un excepcional rendimiento deportivo y el control de los músculos de las piernas.

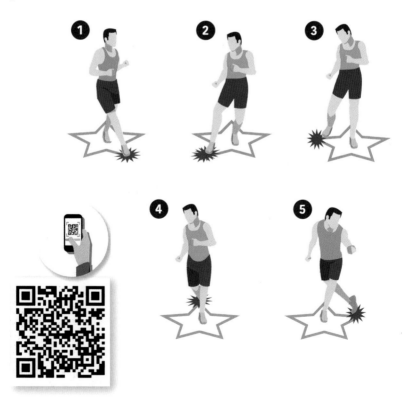

AVANZADO **#RETOGluteosDeAcero**

ENDURECEDOR DE POMPAS EN 4 MIN

Realizar la máxima cantidad de repeticiones,
con descansos de 1 minuto

Glúteos y quads alimentan todos nuestros movimientos. Por eso, poner en movimiento y endurecer los glúteos te dará agilidad.

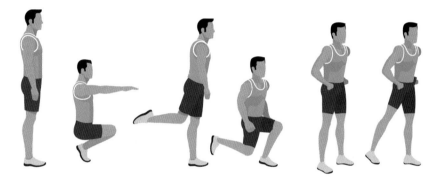

20 Squats

1 Single leg squat (left)

20 Side leg raises (5/5)

1 Single leg squat (right)

20 Squats

1 Single leg squat (left)

20 Side leg raises (10/10)

1 Single leg squat (right)

AVANZADO #RETOGluteosDeAcero

FUERZA BRUTA EN TUS POMPAS

4 a 6 sets

Si tienes un par de pesas podrás agregar el peso que necesitas para llevar tu entrenamiento de fuerza a un nuevo nivel. Los entrenamientos de fuerza ayudan a aumentar el rendimiento general al afectar la densidad muscular y aumentar el tamaño. Éste es un entrenamiento de nivel 3 para avanzados. Si quieres comenzarlo a hacer el día de hoy, empieza con 1 o 2 sets máximo.

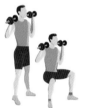

10 Squats
x 4 sets en total
20 segundos de descanso entre sets

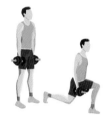

10 Lunges
x 4 sets en total
20 segundos de descanso entre sets

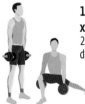

10 Side lunges
x 4 sets en total
20 segundos de descanso entre sets

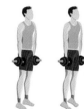

20 Calf raises
x 4 sets en total
20 segundos de descanso entre sets

10 Single leg straight leg dead lifts
x 4 sets en total
20 segundos de descanso entre sets

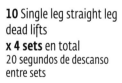

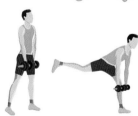

AVANZADO **#RETOGluteosDeAcero**

ADIOS GELATIPOMPIS

Nivel 1 = 3 sets - Nivel 2 = 5 sets - Nivel 3 = 7 sets
con descansos de 2 min entre sets

Los aductores (parte interna del muslo) y los tendones abductores del muslo (exterior) suelen ser difíciles de endurecer. Los tendones juegan un papel clave para ayudar a los músculos a alcanzar su máximo potencial, además de que ayudan con la eficiencia global del movimiento y la postura en general.

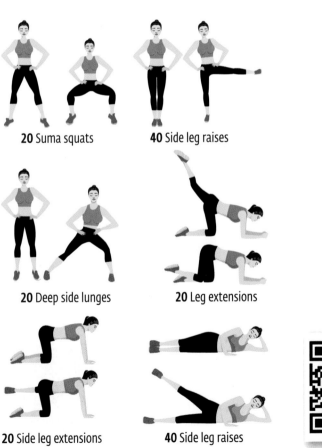

20 Suma squats

40 Side leg raises

20 Deep side lunges

20 Leg extensions

20 Side leg extensions

40 Side leg raises

AVANZADO   #RETOGluteosDeAcero

EXPLOSIÓN DE POMPAS

Nivel 1 = 3 sets - Nivel 2 = 5 sets - Nivel 3 = 7 sets - con descansos de 2 min entre sets

Los glúteos son importantes, ayudan a carreras cortas de energía y a correr cuesta arriba, éstos entran en juego al dar una patada o al subir un escalón y, seamos sinceros, nos hacen lucir muy bien.

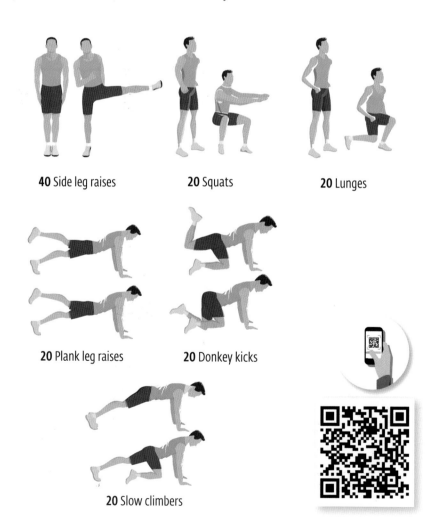

40 Side leg raises   **20** Squats   **20** Lunges

20 Plank leg raises   **20** Donkey kicks

20 Slow climbers

AVANZADO **#RETOGluteosDeAcero**

EMPODERA TUS POMPAS

Nivel 1 = 3 sets - Nivel 2 = 5 sets - Nivel 3 = 7 sets
con descansos de 2 min entre sets

Este es un ejercicio aeróbico en el que se desarrolla la fuerza, la flexibilidad y el equilibrio. Hazlo cada vez que desees recargar tus habilidades en estas tres áreas.

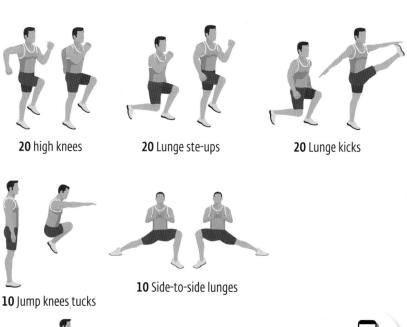

20 high knees   **20** Lunge ste-ups   **20** Lunge kicks

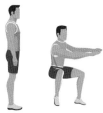

10 Side-to-side lunges

10 Jump knees tucks

10 Squats

GLUTABS

Nivel 1 = 3 sets - Nivel 2 = 5 sets - Nivel 3 = 7 sets
con descansos de 2 min entre sets

Los glúteos y los abdominales desempeñan un papel crítico en el rendimiento físico. La transferencia de energía desde la parte inferior del cuerpo a la parte superior del cuerpo requiere un núcleo fuerte y buenos abdominales frontal y lateral, ABS, mientras que los glúteos generan una gran cantidad de energía para que podamos caminar, correr y saltar.

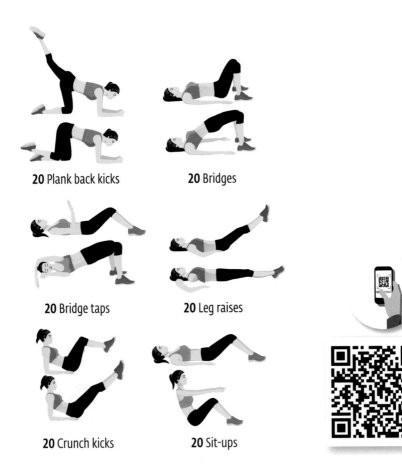

20 Plank back kicks

20 Bridges

20 Bridge taps

20 Leg raises

20 Crunch kicks

20 Sit-ups

AVANZADO   **#RETOGluteosDeAcero**

DEMOLEDOR DE GLUTEOS

Nivel 1 = 10 rep - Nivel 2 = 20 rep - Nivel 3 = 50 rep
con descansos de 2 min entre sets. Hacer 3 series.

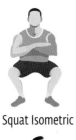

Squat Isometric

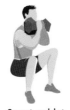

Squat goblet

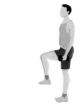

High knees

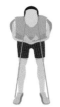

Lunges Nuca

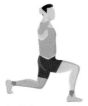

Single leg straight

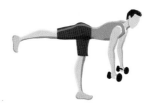

Leg dead lifts

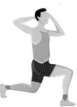

Good Morning

AVANZADO **#RETOGluteosDeAcero**

CONSTRUCTOR DE GLUTEOS

Nivel 1 = 10 rep - Nivel 2 = 20 rep - Nivel 3 = 50 rep
descansos de 2 min entre sets. Hacer 3 series.

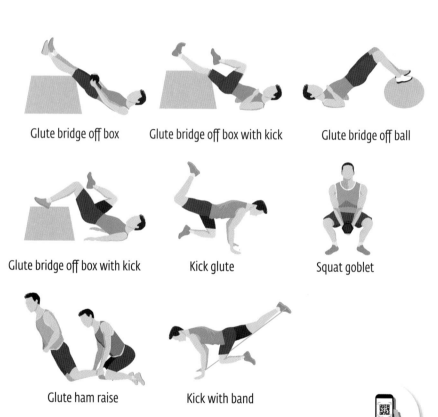

Glute bridge off box   Glute bridge off box with kick   Glute bridge off ball

Glute bridge off box with kick   Kick glute   Squat goblet

Glute ham raise   Kick with band

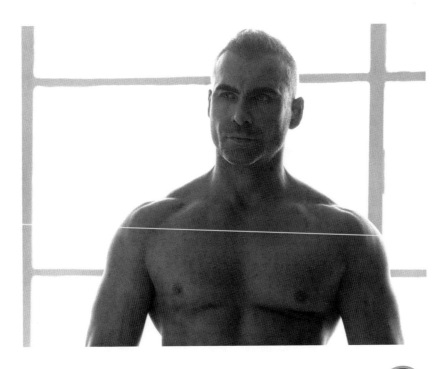

ACIERTOS FIT

No busques atajos

No existen recetas mágicas ni aparatos milagrosos.
El esfuerzo y la disciplina son las herramientas para
lograr el cuerpo que quieres. Los atajos pueden perderte.

ENGAÑOS QUE ENGORDAN

La dieta de la comadre

Hay mitos que pasan de boca en boca. Si tu comadre
bajó 10 kilos sólo comiendo pepino, eso no quiere
decir que te servirá a ti. Puedes desbalancearte
con regímenes así.

SÉPTIMA PARTE

SUPER ALIADOS

LA VOZ DE LA RAZÓN

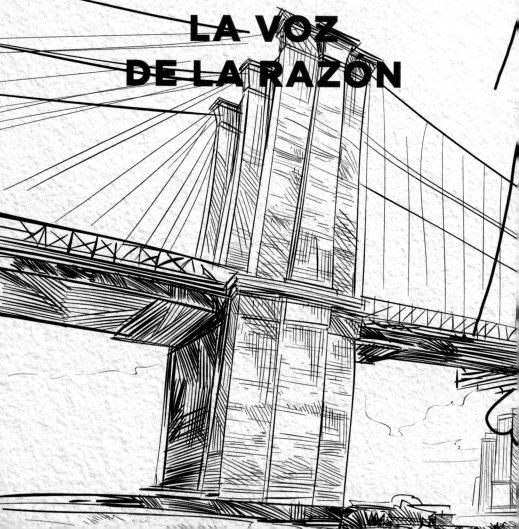

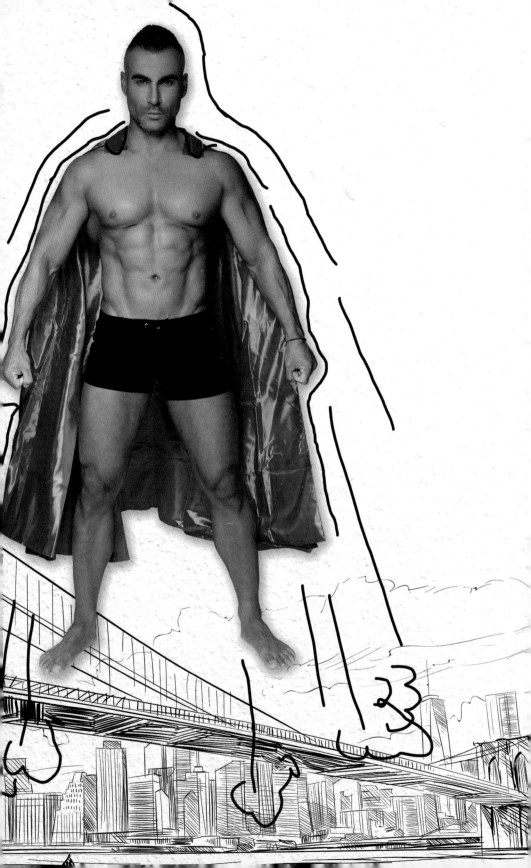

«El intestino es el segundo cerebro» Entrevista con la doctora Hania González

Hablando de medicina funcional, una de las cosas que hemos entendido durante los años recientes es que el cuerpo no trabaja por separado; el ser humano, además del cuerpo físico, es mente, es emociones, es espíritu, es decir: equilibrio.

Hania González es médico con una maestría en **Nutrición Clínica y certificada en Medicina Funcional**; su sonrisa se enciende cuando comienza a hablar, como si algo en su cerebro despertara la pasión por lo que hace, por lo que sabe, por lo que puede hacer en la salud de la gente.

«El desequilibrio es justamente la raíz de muchas de las patologías que vemos hoy en día. La causa está en lo emocional, en el estrés, en que se nos olvida que para que las hormonas y las células del cuerpo funcionen en armonía, **el balance es un punto fundamental**», comenta Hania, segura de que, si no controlas esos factores, no controlas lo demás, y puedes estar en depresión y tomando ansiolíticos y no vas a salir.

Desde las entrañas

Cuando tomamos decisiones viscerales que desequilibran a nuestro organismo, lo hacemos de forma literal, pues «la gente piensa que el intestino sirve nada más para digerir los alimentos, absorber los nutrientes e ir al baño, pero resulta que éste tiene una función metabólica, inflamatoria, inmunológica y neurológica».

Esas cuatro cosas pasan en el intestino. «**El intestino es el segundo cerebro**, ya que a nivel intestinal se activan muchos neurotransmisores, uno de los más importantes es la serotonina, y su precursor, triptófano».

«Si tú tienes un problema intestinal por una mala dieta, por consumir muchos medicamentos, por utilizar muchas pastillas para bloquear el ácido del estómago —omeprazol o ranitidina—, más alcohol, tabaco, exceso de lácteos y de harinas refinadas, las cuatro funciones del intestino se alteran y no se activan realmente los neurotransmisores, incluyendo a la tirosina, que es un **precursor para las hormonas** de la tiroides: las más importantes en el cuerpo. Entonces, alteras la producción de las hormonas tiroideas que repercuten en que el metabolismo sea más lento, en que tengas mayor estreñimiento y en que no bajes de peso. Pero la tirosina también es un precursor de la dopamina, otro neurotransmisor que nos hace sentir bonito, que nos da placer.

Si del **intestino** dependen los dos **neurotransmisores** más importantes para el *estado de ánimo* y *el placer*, cuando se **afecta** el intestino, tenemos muchas repercusiones.

Antes de tomar medicamentos psiquiátricos, hay que revisar cómo está el sistema intestinal. «Pero no ir al *gastro*, porque te dirá que tomes omeprazol o algo para la distención», afirma Hania.

Siempre se ha pensado que lo primero en formarse en un embrión es el cerebro, pero hay estudios que afirman que lo primero que se genera es el intestino, por eso hay ahí tantas células importantes. Si queremos hacer un cambio en nuestra vida, ¿por dónde comenzamos?

«Por el intestino —asegura Hania, sin dudarlo— porque es el órgano de entrada principal para toda la materia prima que obtiene nuestro cuerpo; ahí asimilamos todos los nutrientes y todas las moléculas que el cuerpo necesita para realizar sus funciones. Pero insisto: no es un tema de tomar un medicamento para que no te distiendas».

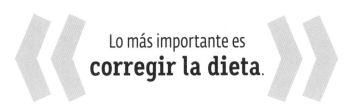

Lo más importante es **corregir la dieta**.

Restauración

Para saber cuáles son los alimentos que debes quitar de tu dieta y cuáles son los que de verdad te nutren, es importante acudir con un especialista que haga un análisis correcto y personalizado.

«Esto se llama 'dieta de eliminación' para restaurar al intestino. No es un régimen que se lleve por mucho tiempo, incluso no se recomienda que se haga por más de un mes. De dos a cuatro semanas nada más, con el objetivo de restaurar el intestino, luego ya puedes comer una dieta normal y balanceada, pero ¿qué hay que quitar? **Gluten**, **albumina** y **lácteos**, esas son las tres moléculas más importantes que hay que eliminar. Dependiendo de la severidad, de qué tantos síntomas se presenten, de qué tan deprimido andes, de qué tan estresado, podrías quitar el trigo únicamente: el pan, pero hay personas a las que además necesitamos quitarles el maíz y la cebada, porque, aunque no son 100% gluten, tienen ciertas partículas que no son buenas en determinados casos».

Afortunadamente, ya existen alternativas como productos que son combinaciones de maíz con nopal o maíz con quínoa.

> Es esencial **eliminar edulcorantes** y **endulzantes** porque son **artificiales** e **irritantes**. Es mucho mejor dejar las fuentes *naturales* de azúcar como **fruta** o **miel**.

Las calorías, ¿se cuentan?

Hania toma aire; siempre sonríe. Uno no puede dejar de pensar que esa sonrisa tiene que ver con la dieta y con ese equilibrio que ella abandera. Se ve bien. Sabe lo que dice, está consciente de que las calorías son uno de los mitos más arraigados en la mente de las personas.

«Las calorías no son tan importantes porque resulta que, al **restaurar tu intestino**, bajas muchísimo la inflamación del cuerpo, entonces, de todas formas, **pierdes peso**».

El salto hacia la cetosis

Hania es una experta en dieta cetogénica, su experiencia y bagaje la han llevado a saber que la depuración, eliminación de ciertos alimentos y la desinflamación del intestino no son factores que ayuden por sí solos a entrar en cetosis. Entonces, ¿cómo ayuda este régimen de restauración a un proceso como el del SDM?

«Hay muchas personas que, al no reparar su intestino y someterse a una dieta alta en proteína, no tienen los resultados deseados. Si de pronto empiezas a meterle mucho pescado, pollo, carne, etcétera, te distiendes más y, aunque bajas de peso, tu intestino sigue dañado y eso puede repercutir a nivel de neurotransmisores y de sueño. Es importante depurar para restaurar el intestino desde el inicio y permitir que todo el proceso digestivo funcione muy bien, que no tengas estreñimiento durante la dieta».

Probióticos

«Los probióticos maravillosos, no sólo mejoran la digestión y la función del intestino, sino que ayudan al metabolismo y a la desinflamación. Los recomiendo muchísimo y son parte del tratamiento de restauración».

Hay miles de probióticos, así que hay que ir con un especialista para que te diga cuál es el adecuado. «Hay dos grandes familias: firmicutes y bacteroidetes. Si no hay un equilibrio básico entre estos grupos, aunque tomes el mejor probiótico del mundo, aunque tengas la cepa más novedosa, no progresarás mucho. Más o menos, para una restauración intestinal, necesitamos diez billones por toma o por día, pero para tener lo básico, lo primordial en una dieta es que tus carbohidratos, grasas y proteínas estén equilibrados. Si quieres añadir coenzimas está bien, pero te tienes que ir primero a lo básico; lo mismo pasa con los probióticos, primero debes tener lactobacilos y bifidobacterias balanceados y después, si quieres algo muy específico, se vale».

La cetosis con manzanitas

¿Por qué una dieta cetogénica es un buen instrumento para la pérdida de grasa, pero también para las personas que quieren sentirse menos inflamadas?

«La cetosis es un cambio metabólico que ocurre en el cuerpo después de la privación o disminución de carbohidratos a menos de 60 g al día, dependiendo de tu estatura, de tu edad, de tu actividad física y de tu género, porque si eres una mujer en la menopausia y mides poquito, a lo mejor necesitas 20 g o menos. La cetosis más efectiva es de cero carbohidratos, pero es muy difícil alcanzar esa meta.

Al efectuar esta privación de los carbohidratos, el cuerpo libera todas las reservas que tiene de glucógeno a nivel hepático, que pueden durar de dos a 24 horas, dependiendo de qué tan bien cenaste la noche anterior y de que durante ese día no tengas demasiada actividad. Al terminarse esas reservas, vas a empezar a consumir tu proteína para poder convertirla en glucosa y mantener tus niveles de glucemia, el nivel de la glucosa en sangre que se necesita todos los días, pero esta pérdida de proteína para una persona sana promedio (un adulto de 70 kg, al que definimos como el modelo anatómico) es de 70 g de proteína al día para mantener los niveles de glucosa, entonces por lo menos debe consumir esos 70 g de proteína para recuperarla a través de comida y no de su propio cuerpo. Recordemos que nuestro músculo es tres cuartas partes de agua y sólo una cuarta parte proteína. De una carne magra, por cada 30 g que consumes, obtienes 7 g de proteína. Un huevo, por ejemplo, tiene 7 g de proteína.

Si no obtienes la proteína de los alimentos, la vas a consumir de tu cuerpo. Como tu cuerpo está consumiendo tanta proteína todos los días para mantener estos niveles de glucosa, entre el tercer y quinto día después de esta privación de carbohidratos, empieza a bajar su metabolismo para defenderse de no estar consumiendo tanta proteína y comienza a depender de grasa, que aporta muchísimas más calorías por gramo que las proteínas y los carbohidratos (1 g de grasa nos da 9 kcal, contra 4 de los carbohidratos y las proteínas). Hay personas que hacen este cambio en tres días, antes es imposible; que la gente no se engañe. Ahora utilizamos la grasa como fuente energética, que además es muchísimo más rentable y limpia.

Al no tener carbohidratos, la insulina está de vacaciones. En el caso de la diabetes, bajan los requerimientos de medicamento, de hecho, hay muchos pacientes a los que les prescribimos dieta cetogénica porque no se pueden controlar de la glucosa; el objetivo quizá no es bajarlos de peso, pero en dos semanas se estabilizan sin medicamentos y, partiendo de ahí, poco a poco vas metiendo los carbohidratos».

El cuerpo en cetosis

«Los primeros cinco días tu cuerpo está literalmente en alerta: '¡¿Dónde está la glucosa?!'. El hambre es el primer síntoma, y se puede contrarrestar un poquito con el famoso beta-hidroxibutirato, un cuerpo cetónico que ayuda con esta sensación. Puedes resentir baja de energía porque tu cuerpo está cambiando, un poquito de dolor de cabeza, incluso un poco de mareo, pero esto es porque el proceso aumenta la orina del día, la diuresis aumenta, tienes que estar muchísimo más hidratado que en cualquier otro tratamiento nutricional.

Una vez que ya pasan estos cinco días, se te quita el hambre, y ése es el síntoma más significativo de que tu cuerpo ya está adaptado a la cetogénesis. El aliento cambia, pero no en todas las personas, depende mucho de la concentración a la que llegan los cuerpos cetónicos. Para que sea una dieta muy efectiva, tienes que estar entre 1 y 3 milimoles por litro de cuerpos cetónicos, pero hay personas que están en 0.6 o 0.7 porque no hacen suficiente actividad y no alcanzan a percibir el aliento. Cuando se percibe significa que estás en una buena cetogénesis y no es que el aliento sea feo, **simplemente es distinto**».

> «Siempre tienes que combinar **agua con minerales** (**no** agua natural), yo recomiendo utilizar agua y sal».

El ejercicio en cetosis

Hay muchos mitos sobre el ejercicio durante una dieta cetogénica, pero Hania nos explica lo que en realidad sucede:

«No hay prohibición para hacer ejercicio desde el día uno, el tema es que muchos pacientes se sienten con hambre, cansados, mareados, con dolor de cabeza, y si se ponen a hacer ejercicio, se sienten peor, pero no es por el ejercicio. **Al revés, lo necesitamos porque obviamente al demandar a tu cuerpo más energía,** consumes más rápido la grasa almacenada».

Beneficios de la keto

Hania trabaja todos los días con gente en dieta cetogénica, así que nadie mejor que ella para contarnos los cambios favorables que perciben sus pacientes al estar en keto:

«**Pérdida de grasa,** que eso es lo importante, porque muchas personas al no hacerla bien supervisada pierden peso, pero están reduciendo músculo y no lípidos.

Todo el metabolismo mejora, baja la insulina, baja la glucosa, baja el colesterol, bajan los triglicéridos, baja la inflamación; incluso, está demostrado que, a nivel mitocondrial, la cetosis genera rejuvenecimiento o retardo del envejecimiento, pues las mitocondrias *sanan.* Al tú darle al cuerpo una dieta cetogénica y hacer que la producción de energía sea más efectiva, tienes menos daño oxidativo y se activa entre las células una vía de señalización llamada NFR2 y se producen más antioxidantes endógenos, como el glutatión».

> Es muy triste reconocerlo, pero la gente tiene una **adicción a los carbohidratos.** Muchos estudios han demostrado con ratas que, si les pones una bebida con **cocaína** y una bebida con **azúcar,** ¿cuál crees que prefieren?

Resultados de la cetosis

Tomando como base este modelo anatómico perfecto, ¿cuánto puede bajar una persona en una semana y en un mes? Hania presencia todos los días milagros de personas que creían que era imposible perder tallas, estar saludables y sentirse mejor física y anímicamente.

«Los resultados dependen de cuánto exceso de peso tengas. **Una persona a la que le sobran 5 kg de grasa puede perder 1 kg en una semana,** pero si te sobran 20 kg, te puedes echar en una quincena hasta 4 o 5 kg. Entre mayor sea el excedente de grasa, más rápido va a ser la pérdida, y al revés, una persona que sólo le sobren 2 kg, probablemente se tarde dos o tres semanas en eliminarlos».

KETO EN FLASH

Ahora, enfrentamos a la doctora Hania González a un bombardeo de preguntas y conceptos, y ella, como una gran superheroína, dispara sus respuestas acertando cada vez.

Keto y cáncer...
«**Está comprobado que tiene un beneficio a nivel de progresión de la enfermedad;** también mejora el sistema antioxidante endógeno del cuerpo, ayuda a que el paciente esté en mejores condiciones antioxidantes e inflamatorias para enfrentar la enfermedad. Ojo: si no está muy bien supervisada, corres el riesgo de que el paciente pierda peso».

Las verduras en keto...
«Puedes comer cualquier verdura, siempre y cuando garantices que tu cuenta de carbohidratos no se va a pasar».

Hay quien piensa que la keto es una dieta en donde puede comer toda la grasa del mundo... Consumo de grasas en keto...
«Si tu objetivo es bajar grasa y mejorar tu metabolismo, **la recomendación es sólo cubrir tu requerimiento diario de ácidos grasos esenciales,** y con comer dos cucharadas de aceite de soya enriquecido con DHA es suficiente. Puedes meterle aguacate, aceitunas, incluso un poquito de queso para que tu dieta sea más tolerable, nada más que el tema ahí son las calorías».

¿Las aguas?
«Depende, si no tienen azúcar puedes tomar cualquier tipo de agua, ya sea agua mineral, tés, infusiones. **Nada de edulcorantes artificiales**».

El alcohol. Mucha gente dice que en esta dieta está permitido porque el etanol no inhibe el proceso de cetogénesis.
«No lo inhibe directamente, pero resulta que el etanol al final se convierte en carbohidratos en nuestro cuerpo. **Es importante limitar el consumo de alcohol** y considerarlo dentro de la cuenta de los carbohidratos permitidos. Una copa de vino, tinto de preferencia, porque el blanco tiene más azúcar, y si llegaras a consumir un destilado, no más de 1 onza».

Hay personas que entran y salen de la cetosis, ¿lo recomiendas?
«No, porque tardas 5 días en adaptarte, y si la rompes un día y la quieres retomar, otra vez son 5 días; además no es sano para el cuerpo tener picos metabólicos, porque **cuando estás en cetosis baja tu insulina**, pero si la rompiste y te atrabancaste de carbohidratos, haces un pico de insulina y eso a la larga genera resistencia a la insulina».

Para **diabetes tipo 2** es recomendada la cetosis, ¿qué hay de la diabetes tipo 1?
«**Para diabetes tipo 1 no la recomiendo**, porque los pacientes no tienen nada de insulina y esto es lo que hace que su metabolismo no se estabilice, o más bien, que le cueste trabajo compensar los cambios bruscos, sobre todo de PH. En personas que no tienen insulina, esta carga de ácidos no se compensa al 100%».

Muchos pacientes que han hecho cetosis hablan de estreñimiento…
«Es por el bajo consumo de fibra, porque la proteína distiende, por la falta de hidratación y de movimiento y, muy importante, por la deficiencia de magnesio, que es **un electrolito indispensable para la movilidad intestinal**».

¿Cómo llevas la cafeína dentro de la keto?

«Se puede tomar café, lo que no se recomienda, y eso es por un tema 100% médico, es tomar más de 200 mg de cafeína al día, excepto que seas atleta».

¿Se puede perder músculo?

«Sí, ése es el riesgo más grande. Tú estás consumiendo proteína para mantener tus niveles de glucemia en el cuerpo, **a las 4 horas tienes que volver a consumir proteína,** porque si no la vas a tomar de tu músculo, por eso es muy importante que no se fijen en cuántos kilos están bajando, porque pueden estar perdiendo músculo».

Enfermedades cardiovasculares…

«Al bajar la inflamación, mejorar los lípidos, mejorar el colesterol, los triglicéridos, bajar la resistencia a la insulina, **cualquier paciente cardiópata se beneficia**; el tema es identificar que no sea una enfermedad aguda, que no se tenga una angina. Pero el hipertenso va a mejorar, porque al perder peso va a mejorar la presión arterial; todos ellos son candidatos para la dieta».

En conclusión, **la dieta cetogénica es un gran instrumento para la pérdida de peso y se ha puesto de moda,** sobre todo porque puedes bajar gran porcentaje de grasa entrando en un proceso de cetosis, que te permite ponerte en forma, seguir haciendo ejercicio y descubrir que puedes usar la energía de tu cuerpo de forma diferente. La doctora Hania González nos ha dado el sustento científico, aclarando dudas y explicando qué es esto llamado cetosis.

«Del cerebro a la báscula»
Entrevista con el doctor Eduardo Calixto

Eduardo Calixto es jefe de Neurocirugía del Instituto Nacional de Psiquiatría y profesor de tiempo completo de la Facultad de Medicina de la UNAM; es investigador del Sistema Nacional de Investigadores del Conacyt y miembro de la Society for Neuroscience.

«La obesidad no se inicia solamente en el cuerpo físico, sino en el cerebro. Le echamos la culpa a lo que comemos, pero lo primero que tenemos que cambiar es nuestra forma de manejar el cerebro o de ubicar nuestros neurotransmisores», sentencia Eduardo para comenzar.

Neuronas programadas

Si bien somos una especie maravillosa y hemos aumentado nuestra esperanza de vida con relación a nuestros antepasados, el cerebro tiene que adaptarse a estos procesos. Creemos que podemos seguir comiendo lo mismo que antes y la carga calórica es mayor de la que ingeríamos hace 10 años.

«Hoy la esperanza de vida va de los 73 a los 79 años, pero hace unos 15 mil años antes de Cristo era muy difícil que el ser humano viviera más de los 45 porque éramos más vulnerables. Hoy sabemos que después de los 45 años empieza la muerte programada de las células cerebrales, de las neuronas espinales, por ejemplo; entonces empiezan a disminuir los reflejos, nos hacemos lentos para algunas situaciones y, en consecuencia, más vulnerables. Esa muerte neuronal programada, dice que todos los días perdemos de 5 mil a 15 mil neuronas».

Neuroplasticidad del cerebro

«En algunas regiones del cerebro la neuroplasticidad se mantiene, pero en algunas otras se va perdiendo; lo que observamos es que las neuronas que se van muriendo se van desconectando; si no hay estimulación, esa información se va a ir perdiendo poco a poco, y el primer dato característico son los cambios en la memoria a corto plazo. El primero de esos síntomas es que se nos olvida qué comemos, se nos olvida de qué estábamos hablando, y esto va en relación a estas redes neuronales que se van perdiendo. Imagínate, si ese día vamos a perder 5 mil o 15 mil neuronas y no comemos, no cenamos, no hicimos ejercicio, no tenemos actividad sexual y tomamos alcohol, estos números aumentan y los vamos sumando a lo largo de los días, meses, años».

La etapa crítica

«Digamos que después de los 35. Ahí hay otro factor, yo puedo decir que me siento joven, pero si tengo 50 años, ya es diferente la capacidad de aprender y retener información con respecto a hace 15 años, o sea, a los 35. Hoy sabemos que después de los 40 años disminuye por cada 10 años, es decir, de los 40 a los 50 años se pierde 5% del grosor de la corteza cerebral, esto quiere decir que si yo hoy me hiciera un estudio de resonancia magnética, además de apagar mi pastel de cumpleaños de los 50 años, estoy viendo que disminuyó 5% el grosor de la corteza cerebral, pero cuando cumpla 60 años, ya perdí otro 5%, con respecto a los 40: ya perdí 10%.

Esto tiene una correlación con el músculo, pues vas perdiendo una pulgada cada 4 o 5 años, y tiene una relación también con las hormonas, que van disminuyendo considerable a los 40 o 50».

Facturas

«Es importante hacer consciente la importancia de nuestros hábitos desde los 15 o 20 años, pues ayudarán a que el cuerpo no te cobre factura después de los 35 o 40, porque sí o sí un cuerpo que ha recibido inflamación a través de alcohol, alcohol, alcohol, carbohidratos, o cigarro, va a tener un cobro de factura, pues nunca se habían visto tantas enfermedades neuronales como en los últimos años.

Tenemos desde trastornos básicos como la depresión, hasta los degenerativos crónicos, como es el Alzhéimer y el Párkinson. Hoy sabemos que influye muchísimo el estrés y el daño directamente relacionado con la producción de radicales libres.

Un estrés sostenido es mayor a 6 horas, pero si ese estrés lo solucionas en menos de 4 horas, éste te ayudó a resolver el problema, a sentirte mejor, a ser competitivo; sin embargo, si dura 6, 7 u 8 horas, es un estrés tóxico, patológico, que empieza a meter calcio en la célula y eso genera que poco a poco sea el blanco de **la siguiente muerte neuronal** y, eventualmente, nos vamos quedando sin sustrato neuronal en zonas que ya no se reproducen. Esto tiene un impacto negativo para toda la vida».

Estrés y obesidad

«México es un país que está muy estresado, que parece que toma estimulantes y luego inductores del sueño. La población tiene, en promedio, un índice de masa corporal de 30; **tenemos niños gordos, perdemos neuronas, nos hacemos más viejos,** si bien podemos vivir más años, pero más años enfermos y gordos.

Ésa es la tendencia debido a patrones que hemos copiado, por el poco conocimiento y por las políticas de salud que no han sabido enfocarse adecuadamente en las poblaciones más vulnerables. **No nos han enseñado a comer,** no nos han enseñado a capacitar a las personas que podrían enseñarle a la población a decir que se pueden comer un carbohidrato, pero no se puede abusar. Yo detecto tres factores implicados: biológico, psicológico y social, estamos analizando esos tres tipos. Si yo veo que alguien que es un ejemplo aspiracional come cierto tipo de cosas, yo lo hago sin darme cuenta de que no es para mí.

Por el lado psicológico, ¿cómo aprendimos? Las primeras etapas en la vida son fundamentales para saberlo, pues **entre los 7 y los 14 años el cerebro aprende lo que va a hacer en la etapa adulta.** Si a esa edad ve violencia, el cerebro va a ser violento prácticamente toda su vida, por ejemplo, porque no aprende a reaccionar adecuadamente a la interpretación social de mucha de esa información. Si en casa se come 3, 4 o 5 veces al día, se cena lo que se come, con la misma cantidad de carbohidratos, la parte del cerebro llamada giro del cíngulo, que ayuda a interpretar emociones, está conectando ese aprendizaje.

A nivel biológico sabemos que **la forma de construir nuestra personalidad y el ambiente en el que estamos, influye mucho en cómo resolvemos los problemas** y los procesos de liberación de neurotransmisores básicos, como dopamina, oxitocina y endorfina. Las beta-endorfinas aparecen con el dolor. La dopamina se produce con los fenómenos cotidianos de sentirnos felices al obtener lo que deseamos; si yo me enojo también es dopamina, pero en una proporción distinta. La oxitocina son los apegos, los celos, el "dónde estabas, eres mi novio, eres mi esposa, mío, mío". Lo que es interesante es que **vamos en relación de la liberación de estos neurotransmisores con la comida**, entonces vamos relacionando aspectos que no deberían ser, como procesos de aprendizaje muy fuertes que alteran lo biológico, por ejemplo, si yo quiero quedar bien contigo, te invito a comer; si yo quiero cerrar una sesión de negocios, es a través de una comida, además de un entorno social que está en relación con lo que comes.

Hoy sabemos que hay tres elementos que influyen en lo que comemos y que son los alimentos que inducen más adicción, **el primero es el helado**, uno de los peores alimentos, pero por su sabor, la cantidad de carbohidratos y la densidad, es el primer generador de las enfermedades. **El siguiente son las papas fritas** (carbohidrato), entonces tú quieres mantener a tus hijos tranquilos, quieres darles un premio, se asocia con esta cantidad de carbohidratos. **El tercero es el chocolate**, somos una sociedad chocolatera, y no está mal, pero comemos el chocolate más tóxico.

La cultura latinoamericana, **relaciona el sentimiento del placer con el comer**; el problema es que cuando no tenemos este placer de forma inmediata, nos lo comemos, entonces, cualquier proceso emocional se relaciona con el querer comer más».

Do-pa-mi-na

«Imagina que en un auditorio todo el mundo aplaude, ves que están activos, pero si yo les digo que van a aplaudir cuando yo les diga, y les cuento hasta tres, **eso es lo que hace la dopamina en el cerebro**, genera que las redes neuronales se activen a un solo circuito y el cerebro llama a eso "felicidad", es la biofísica de la felicidad, al generar trenes de frecuencia repetitivos separados por silencios el cerebro se siente feliz, esta red neuronal lo hace, entonces **el cerebro lo que busca es lo que nos dijeron los griegos, ser feliz**, el objetivo de la vida es ser feliz; sin embargo, si tú me aíslas de esa felicidad, el cerebro dice que quiere algo, y lo que hace es comer algo para que libere dopamina, y entre más carbohidratos tenga, más dopamina libera y se siente feliz. Obviamente **la dopamina nos quita objetividad**, razonamiento, lógica y congruencia, y después del evento, me hace sentir arrepentido.

Las personas que están haciendo dieta **sienten que se alejan de lo que antes era felicidad**, por eso es muy fácil que recaigan, ahí la importancia de darles reforzamiento para evitar las recaídas y decirles que van a tener un excelente resultado después si se aguantan. Te voy a poner un ejemplo de unos estudios de neurociencias, cuando una persona se gana un millón de pesos o la lotería, si le preguntas un año después, no siente gran felicidad, pero si realmente tiene 100 mil pesos, fruto de su trabajo, de su esfuerzo y su dedicación, y le preguntas un año después cómo se siente, la respuesta será: satisfecho de ese logro porque le ha costado, **el cerebro va cambiando y modificando.** Si lo llevamos a nivel metabólico, es cierto, la glucosa entra al organismo, esa parte de bioenergía la va a hacer la mitocondria y cuando los niveles de ATP, que es la molécula de alta energía, se estabilicen y tú le exiges ahora que se gaste el glucógeno, lo maravilloso de la vida es que eso lo va a garantizar y lo va a hacer con mayor eficiencia. Estudios desde 1998 indican claramente que quedarse con más músculo y un 30% de déficit energético, garantiza más vida en animales; si esto lo traducimos a los seres humanos, quiere decir que es adecuado tener cierta ingesta de calorías, pero no sobre saturar esas calorías, porque entonces **la mitocondria tiene esa capacidad de estar gastando glucolisis**, estar haciendo glucolisis y después hacer glucogenolisis y terminarse el glucógeno y evidentemente generar los cuerpos cetónicos. Hoy sabemos que estos cuerpos cetónicos son fundamentales».

Serotonina

«Está relacionada con los procesos de mantenimiento de una conducta buena o mala, por ejemplo, yo puedo estar enojado con alguien, y el mantener mi coraje depende mucho de los niveles de serotonina, y de si estoy feliz y contento. **La felicidad nos pierde los primeros 30 minutos.** Hoy sabemos que, sin serotonina, generamos depresión y es entonces cuando el cerebro gasta más energía. De todas las emociones que tenemos, la que más gasta energía es la tristeza, disminuye la serotonina y el cerebro detecta que eso se tiene que autolimitar y gasta más oxígeno y más glucosa».

La felicidad de bajar de peso

«Cuando alguien decide mejorar su cuerpo hay que evaluar perfectamente su biología, su conducta y sus patrones de sueño.

Si estamos ante una persona que está bien, se siente acompañada y se siente querida, esto le permitirá sentirse potenciada sobre este proceso que va a comenzar.

Yo siempre digo que **después de los 40 años el individuo se predispone a morir por lo que entra en su boca,** en ese contexto debemos tener mayor educación por lo que estamos comiendo y preocuparnos porque alguien nos enseñe. Si no nos enseñan, **creemos que cetogénesis es comer cacahuates,** te das cuenta que muchas personas hacen esa asociación, tenemos que tener cuidado con los contenidos, pero también hacerles llegar información de calidad.

De todo lo que entra a la boca, lo que más rápido llega al cerebro es lo salado, antes que lo dulce. El receptor de lo salado es la entrada directamente de sodio y viaja por terminales nerviosas mielinizadas, entonces el cerebro dice: "estoy comiendo salado". De los más tardados es el carbohidrato, porque se tiene que producir un segundo mensajero que se llama transducina, y también viaja por terminales nerviosas mielinizadas. Conocer este tipo de situaciones nos da la entereza para ayudar a un paciente. Hay que darle estos detalles para que sea consciente».

Intestino feliz

«**La flora intestinal es fundamental** porque los precursores y la formación de serotonina depende mucho de lo que está pasando en ella. Una mala flora intestinal repercute directamente en personas con depresión. Yo estoy de acuerdo cuando alguien dice que en el intestino y en la flora intestinal está el segundo cerebro, estoy de acuerdo porque es una retroalimentación muy importante que tiene con las neuronas y la producción de ácidos grasos que va a utilizar el cerebro con **la serotonina como precursor,** en este caso es el triptófano el que va a llegar al cerebro y muchos de los precursores para producir neurotransmisores».

Agradecimientos

El agradecimiento si no se dice no sirve a nadie, porque ser agradecido te honra a ti y a los demás. Agradece y sé siempre generoso en esta rueda de la vida.

Cuando comencé este sueño nunca pensé llegar tan lejos. Hoy con mi sexto libro, y con programas de televisión y multimedia, mi primer agradecimiento es para **México**. Gracias por todas las oportunidades que me han dado, por haberme acogido desde hace tantos años. Gracias, México, **me siento orgullosamente mexicano.**

Con los años, uno valora la lealtad y la permanencia. Gracias a mis amigos queridos que permanecen en el tiempo y se han convertido en una familia para mí y nos escogen todos los días: **Facundo Díaz**, mi gran hermano de la vida; **Sandra Alfageme**, por tantos años y momentos compartidos, te adoro; **Marisol Ancona**, confidente, socia y cable a tierra; **Paulina Alcocer**, por quererme y apacharme; a mi querida **Gaby González**, por soñar juntos e impulsar mi carrera; a **Martha Carrillo**, mi confidente y quien mueve mi consciencia para mi evolución, te quiero; **Andrea Rodríguez Doria**, por ser un alma que reencontré en la vida y porque la hermandad trasciende tiempo y límites; **Magda Rodríguez**, por creer en mí y acompañarnos por tantos años.

Gracias a mi amado equipo de *Ponte Fit*, he sido muy feliz con esta familia que conformamos juntos.

Un agradecimiento especial a mi adorada **Abril Jiménez**, por tantos años a mi lado, por tantos momentos, lágrimas y sonrisas, por escucharme, ser mi apoyo y ser paciente conmigo. En poca gente en la vida confío como en ti.

A las empresas Televisa y Televisa Deportes porque me dieron la gran oportunidad de pertenecer y comunicar de forma expansiva este mensaje y tener un programa de televisión propio: *Ponte Fit*. Gracias a toda la gente, ejecutivos y personal de producción que me apoyan y me hacen sentir en familia.

Quiero dar tres agradecimientos especiales:

A **Lupita Jones**, mi amiga y hermana, a la primer Miss Universo mexicana, ésa que nos ha dado alegría y que en la intimidad es una gran hermana que me cuida. Gracias por tu generosidad, por abrir caminos y haber escrito juntos mis primeros dos libros.

A **Carla Estrada**, por haberme dado mi primera oportunidad en televisión, por tus exigencias, regaños y abrazos, por tu amistad y sinceridad.

A **Yon de Luisa**, por creer en mí y en mis locuras, por dejarme producir en televisión el primer programa de estilo de vida y fitness.

Gracias a **Dios** porque me ha dado la entereza para enfrentar cualquier contratiempo y la salud para seguir trabajando sin parar. Me has rodeado de gente maravillosa que me apoya y respalda en esta inquietud constante por seguir evolucionando.

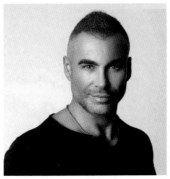

Diego Di Marco es un exitoso productor y presentador de televisión, además de ser el *influencer* número uno en México en estilo de vida, nutrición y ejercicio. Inició su camino fit hace 20 años y realizó estudios especializados en la Academia Americana de Medicina Antienvejecimiento, en la Sociedad Mundial de Medicina Antienvejecimiento y en el Instituto de Medicina Funcional. Se ha dedicado a dar conferencias y talleres de salud, ejercicio, desarrollo humano y coaching.

Es coautor, junto a Lupita Jones, de los libros *Detén el tiempo* (2011) y *El ABC para rejuvenecer* (2012). Autor de *Elige estar bien con mis 1001 tips* (2013) y *Natural Kids, fitness para padres y niños* (2013).

Es la mente maestra detrás de los programas de televisión *Ponte Fit* y *Reto 21* de Televisa, la televisora más importante de habla hispana. Ha colaborado en distintos proyectos en los medios de comunicación masiva, siempre con muchísimo éxito.